RENAISSANCE Verlag Marburg

Zur Autorin

Iris Balthasar wurde 1963 geboren, ist verheiratet und hat zwei Kinder. Sie hat seit 18 Jahren MS und betreibt seit 2010 Jin Shin Jyutsu. Mit dem vorliegenden Buch will sie nicht nur Mut machen, sondern auch Hilfestellung leisten und von sich selbst und ihren Erfahrungen erzählen.

IRIS BALTHASAR

JIN SHIN JYUTSU
BEI MULTIPLE SKLEROSE

RENAISSANCE-VERLAG MARBURG

Bibliographische Information der Deutschen Nationalbibliothek
Die Deutsche Nationalbibliothek verzeichnet diese Publikation in der Deutschen Nationalbiographie; detaillierte bibliographische Daten sind im Internet über http://dnb.d-nb.de abrufbar.

solmser str. 21 * 35578 wetzlar
info@renaissance-verlag.de
www.renaissance-verlag.de
redaktion: carsten s. leimbach (m.a.)
lektorat: tanja simonsen
redaktion: carsten s. leimbach
umschlaggestaltung: lla & ppn-design
bildmotiv: ppn-design
made in germany
ISBN: 978-3-939442-90-5

Manchmal hat man eine sehr lange Straße vor sich. Man denkt, die ist so schrecklich lang, das kann man niemals schaffen. Aber man darf niemals an die ganze Straße auf einmal denken. Man muss nur an den nächsten Schritt denken, an den nächsten Atemzug, an den nächsten Besenstrich. Auf einmal merkt man, dass man Schritt für Schritt die ganze Straße gemacht hat. Man hat gar nicht gemerkt wie, und man ist nicht außer Puste.

Aus „Momo" von Michael Ende

Inhalt

Vorwort

Es geht um einen neuen und anderen Umgang. Um einen anderen Blickwinkel.

Während des Schreibens wurde mir vieles deutlich und klar, Zusammenhänge konnte ich erkennen. Vorher habe ich mehr Fragen gestellt. Fragen nach dem Warum? Und Wieso?. Das Schreiben hat es mir erklärt. Es verdeutlichte vieles.

Schreiben klärt. Auch Dinge, die ich bisher anders betrachtet habe. Bei einigem kannte ich nur das, was war, eben Tatsachen und Fakten, die erzählt wurden. Es steckt jedoch mehr dahinter.

Leider wurde mir nur einiges deutlich. Noch immer gibt es Aspekte, die undurchsichtig sind, aber sie sind weniger geworden.

Ich ließ mich führen. Das ist für mich ein guter Weg. Einer, der heraus aus der Krise führt.

Vielleicht interessieren die Zusammenhänge. Wir kannten nur anderes. Das, was uns belastete, das, was uns fremd war. Wir wurden in das Ungewisse geworfen, das der Aufklärung bedurfte. Doch die Schulmedizin kannte nur eine Sicht, die der Fakten. Das ist die leichteste Variante. Aber sie erklärt nichts, vor allem keine Zusammenhänge. Möglich, dass sie ihr auch unklar geblieben sind, es gab keine Betroffenen unter ihnen.

Allerdings blieben viele im Dunkeln, alleingelassen mit allem. Es soll ein wenig Licht bringen und manches erklären. Aus einer anderen Warte. Vielleicht ist es mir gelungen.

Teil I

1. Was ist Jin Shin Jyutsu?

Jin Shin Jyutsu oder Heilströmen hat seinen Ursprung in Japan. Ausgangspunkt sind bei dieser Therapie 26 sogenannte Energieschlösser auf jeder Körperseite. Diese können in verschiedenen Kombinationen oder beide gleichzeitig sanft mit einem Finger oder der Hand gehalten bzw. geströmt werden.

Auch das Strömen hat zum Ziel, Körper, Geist und Seele in Einklang zu bringen. Die jedem Menschen innewohnenden Selbstheilungskräfte werden aktiviert und Heilung kann geschehen.

Manchmal sieht sie anders aus, als wir es uns vorgestellt oder erhofft haben. Die jedem Körper eigene Intelligenz hat ihren individuellen Plan, der nicht unbedingt mit unserem überein zustimmen braucht. Allerdings bedeutet das auch nicht automatisch, dass er schlechter ist.

Leider schrecken viele davor zurück oder brechen vorzeitig die Behandlung ab, wenn etwas ans Tageslicht kommt, was im Verborgenen gehalten wurde, bewusst oder unbewusst. Sie möchten es einfach nicht betrachten und doch ist gerade dieser Teil von großer Bedeutung und Wichtigkeit. Aber jeder Mensch verfügt über einen freien Willen, der ihn dafür oder dagegen entscheiden lässt.

Der Name Jin Shin Jyutsu, oder japanisches Heilströmen, bedeutet „Die Kunst des Schöpfers durch den mitfühlenden Menschen". Wie der Name schon sagt, ist es eine Kunst und keine Technik. Es gibt bei der Anwendung kein richtig oder falsch, jeder ist sein eigener Schöpfer und behandelt die einzelnen Sicherheits-Energie-Schlösser auch so. Man beginnt einfach damit, holt sich da ab, wo man gerade steht und bei dem, was in diesem Moment wichtig ist.

Laut Mary Burmeister, einer Japanerin, die dieses Wissen nach Amerika brachte, liegt die wirkliche Kraft nicht in der Materie, sondern auf der unsichtbaren Ebene. Es geht auch hier um die Harmonie von Körper, Geist und Seele.

Das ist den meisten fremd, doch allen alternativen Therapien ist dieser Aspekt gemeinsam. Er ist untrennbar mit dem ursprünglichen Ziel des Eins seins verbunden. Alles ist eins.

Bei dem Strömen kommen wir mit uns selbst in Verbindung. Das ist manchmal nicht so angenehm, aber heilsam.

2. Warum Jin Shin Jyutsu?

Die Schulmedizin kennt noch keine Spritzen oder Tabletten, um diese Erkrankung zu heilen. Lediglich können sehr starke Medikamente die Symptome unterdrücken. Das jedoch auch nur bei dem schubförmigen Verlauf und nur bei einem Personenkreis, dessen Körper dies auch verträgt. Ansonsten gilt man als austherapiert.

Viele geben sich mit den Medikamenten zufrieden, probieren aus, was es auf dem Markt gibt. Heilung haben sie dadurch nicht erfahren.

Auch die Kunst des Jin Shin Jyutsu verspricht keine Heilung. Damit kann man jedoch anders, sanfter und ohne Nebenwirkungen, auf Körper, Geist und Seele einwirken. Diesen Aspekt vernachlässigt die Schulmedizin leider gänzlich. Das Symptom steht im Vordergrund.

Damit will ich die Schulmedizin nicht verdammen, auch sie hat ihre Berechtigung. Nur stößt sie sehr schnell an ihre Grenzen. Eben, wenn es keine Medikamente gibt und man als austherapiert gilt. An dem Punkt kommen alternative Therapien ins Spiel. Der Patient sieht keinen anderen Ausweg.

Die Herangehensweise unterscheidet sich stark von der der Schulmedizin. Sie ist sanfter und möchte wieder eine Harmonie im Körper herstellen. Allerdings ist die Bereitschaft der Personen gefragt, die es betrifft. Da sperrt sich leider noch ein großer Teil. Die alternativen Therapien sind oft unbequem und langwieriger. Geduld ist gefragt, und die haben wir in der schnelllebigen Zeit oft nicht. Außerdem ist es eine Sache der Einstellung jedes Einzelnen.

Jin Shin Jyutsu ist eine von vielen alternativen Therapien, die wir verwenden können. Sie geht von einem „Bauplan" aus, der schon vor unserer Geburt existierte und der mit dem Strömen wieder hergestellt werden kann. In dem wir gesund waren und der sehr individuell ist. Gesundheit ist unser Ziel, jedoch haben wir keine Kenntnis darüber, wie das aussieht. Wir haben die Vorstellung von einem symptomfreien Körper, aber Heilung hat unterschiedliche Gesichter. Sie geschieht auf verschiedenen Ebenen. Wir können nur darauf vertrauen, dass das Richtige und für uns Beste geschieht. Das ist Gottes Absicht.

3. Mein Weg mit MS

Die Erkrankung

Manchmal macht sie mir Angst.
Manchmal lässt sie mich verzweifeln.
Doch ich brauche diese Pause.
Außerdem habe ich das kreiert.
Ich habe das kreiert, was ich nun nicht möchte.
Sie hat eine Botschaft für mich.
Erkenne ich sie?

Sie hat einen Grund und einen Sinn in meinem Leben.
Beides kann ich nicht immer sehen.
Vielleicht möchte ich das auch nicht.
Aber sie sind da, der Grund und der Sinn.
Vielleicht ist mir das zu abstrakt, nicht greifbar.
Die Einstellung dazu ändern.
Vielleicht ist es nicht so schlecht, wie es mir scheint.
Ich habe auch Vorteile.
Zahle aber dafür einen Preis.
Der Preis ist hoch.
Scheint es mir.
Aber vielleicht trügt der Schein.

Es ist, wie es ist

Anfang März. Ich schaue aus dem Fenster und die kahlen, grauen Bäume leuchten im Licht der Morgensonne. Die Fenster des gegenüberliegenden Hauses liegen noch im Schatten. Vielleicht erhaschen sie heute Nachmittag ein wenig Sonne.

Es ist noch kalt, aber die Sonne gaukelt Wärme vor. Und tatsächlich hat sie auch schon an Kraft gewonnen. Wie der Nussbaum. Es scheint, als stünde er schon in den Startlöchern, um seine Blätter wachsen zu lassen. Die Enden der kleinen Zweige sehen aus, als dauert es nicht mehr lange, bis sie aufbrechen und das Grün der Blätter zum Vorschein kommt. Aber es täuscht. Der Nussbaum lässt als letzter seine Blätter wachsen. Sie brauchen noch etwas Zeit und Geduld.

Wie viel Geduld brauche ich noch, um zu akzeptieren, um mein Leben zu genießen und jede Sekunde zu leben? Egal, was mein Körper sagt und egal, wie ich mich fühle, welche Wünsche und Träume ich an ihn und an das Leben habe?

Einfach nur akzeptieren, was ist. Es ist, wie es ist. Und mit dieser Voraussetzung sich im Leben wohlfühlen, in jeder Sekunde, die mir geschenkt ist.

Schaffe ich das? Auch, wenn mein Körper nicht immer so reagiert, wie ich es mir wünsche? Und ich nicht das tun kann, was ich gern tun möchte?

Ja, das schaffe ich. Ich kann meine Einstellung zu meinem Körper, zum Leben ändern. Ist das leicht? Nein, keineswegs. Aber ich kann es in kleinen Schritten tun. Mich zuerst nur ein kleines bisschen besser fühlen. Dann noch ein bisschen. Und immer mehr. Einfach, weil ich es möchte, weil ich mich in meinem Leben wohlfühlen möchte. Ich habe nur eine begrenzte Zeit zur Verfügung und die möchte ich so gut es mir möglich ist nutzen. Und mich gut fühlen in meinem Körper und im Leben.

Was spricht dagegen? Meine Einstellung, mein Gefühl, zu dem, was ist. Mein Widerstand. Ich kann Vertrauen aufbauen und stärken. Selbstvertrauen, und noch wichtiger: Gottvertrauen. Dein Wille geschehe.

Bekomme ich Hilfe? Ja. Manchmal von einer Seite, an die ich nicht gedacht habe, aber ich bekomme sie und ich kann lernen, die Hilfe, die Angebote, zu sehen und anzunehmen. Damit es mir gut geht. In der Situation, so, wie sie eben ist.

Alles hat einen tieferen Sinn. Nur manchmal erkenne ich ihn nicht gleich. Vielleicht will ich ihn auch nicht erkennen. Es geht nicht nach meinen Wünschen und Plänen. Aber auch das hat seinen Sinn. Vielleicht soll mir etwas bewusst werden, vielleicht soll ich genauer hinschauen, vielleicht soll ich etwas lernen, was ich anders nicht könnte. Dann ist es sogar eine Hilfe. Ich brauche sie nur als solche erkennen und annehmen. Dankbar sein, für das, was ist. Manchmal lässt mich das Leben erst später erkennen, wofür etwas gut war, auch wenn mir die Situation nicht gefällt. Ich erkenne erst später den tiefen Sinn darin. Und bin dankbar dafür.

Das Etikett

Bereits 1997 bekam ich ein Etikett, eins mit nur 2 Buchstaben: MS. Die reichten jedoch, um mein Leben durcheinander zu wirbeln. In der Stille, denn es durfte nichts nach außen dringen. So jedenfalls
hatte ich es gelernt. Unbewusst.

Von Anfang an kämpfte ich gegen die Erkrankung. Ich akzeptierte sie nicht, sondern wehrte mich dagegen. Aber es hat mir nicht geholfen.

In all den Jahren entwickelte ich mich, wie es das Etikett vorsah. Es bestimmte mein Leben, und das der Familie. Allerdings wurde mir das erst später bewusst. Damals hatte ich 2 kleine Kinder, die mich forderten. Heute sind sie erwachsen und gehen ihren Weg. Bisher einen Weg ohne Etikett.

Ich suchte. Wonach eigentlich? Nach Symptomfreiheit, nach Heilung, nach … Ja, wonach?

Nach Heilung. Ich schlug den alternativen Weg ein, da es laut Schulmedizin etwas Unheilbares war. Doch unheilbar gibt es nicht, wurde mir mal gesagt. Also suchte ich weiter.

Es gab einige Erkenntnisse auf diesem Weg. Ich versuchte sie umzusetzen, was mir allerdings nicht leicht fiel, obwohl die Kinder bereits groß waren. Alles kann ich also nicht darauf schieben, den Schuh darf ich mir selbst anziehen. Was also war der Grund? Ich wehrte mich doch dagegen, wollte nicht, was da in mein Leben kam.

Ich beachtete nicht, dass ich irgendwann einmal der Schöpfer dieses Ereignisses war. Wollte es nicht wahr haben. Das war nichts, worauf ich hätte stolz sein können, nur muss ich jetzt damit klar kommen.

Die ganzen alternativen Therapien, die ich ausprobierte, waren auf das Außen gerichtet. Da suchte ich und hoffte auf Besserung. Doch Heilung kommt von innen, sie findet im Inneren statt. Musste ich wieder von vorn anfangen? Nein. Sie hatten ihre Berechtigung, nur brachten sie eben nicht das Ergebnis, das ich mir erhofft hatte.

Ein Stück fing ich doch von vorn an, nur war es nicht ganz dieselbe Ausgangsposition. Ich hatte mich geändert.

An Körper, Geist und Seele hatte ich mich geändert. Wie? Ich wehrte mich weniger gegen die Erkrankung. Das heißt nicht, dass ich sie rundherum akzeptierte. Aber doch mehr, als am Anfang. Und ich begann aufzuhören zu kämpfen. Es ist, wie es ist. Das was war, konnte ich in diesem Moment nicht ändern. Es gehörte zu mir. Nur jetzt, in diesem Augenblick. Später könnte es ganz anders aussehen, aber jetzt ist es, wie es ist.

Das klingt nach resignieren, ist es aber nicht. Ich versuche nur zu akzeptieren. Außerdem war ich der Schöpfer und sie hat mir auch genützt. Das ist auch für mich nicht immer leicht nachzuvollziehen. Und doch habe ich Nutzen aus der Erkrankung gezogen, und ziehe ihn noch.

Nutzen aus etwas ziehen, was ich bewusst nicht möchte. Das klingt weit hergeholt und nicht realistisch. Und doch ist es so, die Erkrankung hat einen Nutzen für mich. Welchen? Ich brauche nicht auf Arbeit zu gehen, ich habe ein Einkommen, auch wenn es nicht hoch ist, ich kann mir den Tag einteilen, wie ich es möchte, … Allerdings zahle ich auch einen Preis für die Vorzüge: ich bin abhängig, ich brauche den Pflegedienst, ich habe Angst, dass ich das allein nicht schaffe und drücke mich vor Entscheidungen. Das sind nur ein paar Vorteile, vermeintliche Vorteile.

Alles hat also Gewicht. Gewicht, das ich tragen darf. Egal in welche Richtung es geht. Und doch ist es entscheidend, womit ich authentisch bin und mir selbst treu bleibe. Das darf ich mir bewusst machen. Vielleicht fällt es mir dann leichter, eine Entscheidung zu treffen. Eine Entscheidung, die mich authentisch sein lässt.

Ich kann jetzt sagen: Das war das Beste, was mir je passiert ist! Es klingt merkwürdig, eine Erkrankung war das Beste! Aber es ist so. Auch wenn ich manchmal hadere. Und doch hat sie mich vor vielem bewahrt. Ich hätte mein Leben nicht hinbekommen, da ich nicht so robust war. Von Anfang an nicht. Sie hat mich geschützt. Vor noch mehr, was ich nicht konnte. Und doch habe ich es mir anders gewünscht, aber jetzt kann ich es mit Abstand betrachten, aus einer anderen Perspektive. Da sage ich, dass sie mich geschützt hat und ihre Vorzüge für mich hatte. Aber auch einen Preis.

Geschützt, wovor? Vor dem Leben. Es war immer angstbehaftet und die Erkrankung hat dafür gesorgt, dass ich nicht nur das getan habe, was ich eigentlich gar nicht wollte.

Überforderung. Mich selbst, aber auch von außen. Die Erwartungen konnte ich nicht erfüllen. Es waren unbewusste Erwartungen, vielleicht geschah das mit guter Absicht der anderen, aber mir war es zu viel. Gesagt habe ich nichts. Wie meistens. Verzweiflung macht sich breit. Ich bin verzweifelt, da keine Therapie den gewünschten Erfolg hat. Aber das kann sie auch nicht, da ich mein Leben nicht geändert habe, sodass es mir gut geht, dass ich ich selbst bin. Das ist mein Ziel.
Ich ziehe ein Resümee, das Resümee meines Lebens. Wie kam es dazu, was ist der Erkrankung vorausgegangen? Fragen über Fragen. Vielleicht bekomme ich Antworten auf die Fragen, die sich im Laufe der Zeit angesammelt haben.

Ich wollte die Erwartungen der anderen erfüllen. Dabei war mir nicht klar, dass ich mir und meiner Seele Schaden zufügte. Die Erkrankung bekam Raum und meine Seele machte auf sich aufmerksam. Und das Schlimme: ich bemerkte nicht, wie alles zusammenhing.

Jetzt steht vieles deutlich vor mir. Allerdings habe ich noch keine Antworten auf alle Fragen. Das ist möglicherweise auch gar nicht notwendig, da ich den Zusammenhang besser verstehe.

Die Erkrankung als Krise

MS als Krise. So habe ich es nie betrachtet, aber vermutlich stimmt es und es war eine, in die ich gestürzt bin. In der Familie gab es Veränderungen, was auch als Zeichen gilt. Die Umschulung hatte ich gerade beendet und Kristina war in der 1. Klasse. Da erhielt ich die Diagnose, das Etikett. Bei Taubheitsgefühlen, die vorher auftraten, war Peter gerade 1 Jahr alt. Eine Krise? Ich denke schon In dieser ersten Phase treten Verunsicherungen auf,

„Schaffe ich das?“ war meine erste Reaktion im Krankenhaus.

Es blieb eine Frage, auf die ich keine endgültige Antwort fand. Immer versuchte ich zu funktionieren, mit mehr oder weniger Erfolg. Ich musste eben alles nehmen, wie es war, auch wenn es oft nicht leicht fiel. Ich ließ nichts nach außen dringen und so wusste auch kaum jemand davon

Noch immer tue ich das, was ich eigentlich nicht möchte. Warum? Ich muss mein Leben ändern, aber in welche Richtung? Was soll es beinhalten? Schreiben natürlich. Ich möchte schreiben. Ich möchte mit Stoffen und Farben umgehen.

Design. Und ich möchte Menschen mit MS helfen. Auf unterschiedliche Arten, aber ich möchte ihnen helfen. Möchte mein Leben dem verschreiben.

Mit meinen Erfahrungen und Erkenntnissen helfen, doch jeder ist anders. Manchmal kann es nicht vordringen. Allerdings entscheidet jeder selbst, ob er die angebotene Hilfe annimmt oder nicht. Auch die Form der Hilfe legt jeder fest. Es können nur Angebote sein.

Mich bringt auch das weiter. Ich lerne zu verstehen.

Hilfe anzunehmen ist nicht so leicht. Es spielen viele Faktoren hinein. Und außerdem muss man verletzlich sein und sich eingestehen, dass man alleine nicht weiterkommt. Aber das ist nicht einfach. Deshalb das Hilfsangebot.

Auszeit

Eine Erkrankung ist eine Auszeit. Eine Auszeit vom Alltag. Er hat mich erschöpft. Neue Kraft darf ich erst wieder tanken, meine leeren Batterien aufladen. Dabei kann mir der geheime Garten helfen.

Zuerst dachte ich, eine Auszeit sei etwas anderes, vielleicht wegfahren oder Urlaub vom Alltag. Aber das ist auch eine Krankheit. Sie lässt mich Luft holen, das alltägliche mit seinen Sorgen, Erwartungen und Zwängen ausblenden. Ich nehme das alles nicht mehr wahr, anderes ist wichtig geworden. Wie z.B. Gesundheit und Heilung, und die Frage, wie ich sie erlange.

Auszeit vom alltäglichen und von dem, was ich nicht möchte, oder was mir nicht gut tut. Das trifft es wohl am ehesten. Ich möchte das tun, was Wohlgefühle hervorruft. Also das, was ich bin, womit ich authentisch bin. Ich selbst sein. Bisher hatte ich eine andere Auszeit, nämlich die vom eigenen Ich. Es war mir nie klar gewesen. Aber ich fühlte mich selten wohl mit dem, was ich tat. Oder das schlechte Gewissen wurde auf den Plan gerufen.

Aber es sollte ohne schlechtes Gewissen gehen. Einfach die guten Gefühle hervorrufen. Weil ich es mir wert bin. Ich brauche mich nicht klein zu machen. Kleiner als alles, was mich ausmacht. Ich sehe mich anders, nämlich so, wie ich bin. Ich bin wertvoll. Und wenn ich mich so sehe, tun es die anderen auch. Es ist wie wechselseitiges Verstehen. Sie verstehen es unbewusst, auf der medialen Ebene.

Es gelangt ins Bewusstsein, in das Konkrete. Und nur weil ich es mir wert bin. Weil ich jetzt weiß, dass ich wertvoll bin und mich nicht mehr ganz klein sehe. So wie früher.

Auch das bewirkt eine Auszeit. Ich habe Zeit, über mich nachzudenken, über das, was mich ausmacht und was ich bin. Das geht im alltäglichen Trubel verloren. Doch mit einer Auszeit kann ich mir diesen wichtigen Aspekt zurückholen.

Mein Leben mit MS

Ich habe viel aufgegeben, vieles, das mir Freude bereitet hat und mir wichtig war. Auch bei anderen ist das so, doch jetzt geht es um mich. Um meine Seele, meinen Seelenfrieden. Die anderen bleiben mal draußen. Doch sie sehen das nicht alle so.

Bei der Erkrankung geht es der Seele nicht gut. Sie macht auf ihre Art aufmerksam, dass etwas nicht stimmt im Leben. Was ist es? Ich fühle mich nicht gut, bin überfordert. Von außen an mich herangetragenes, aber auch von mir selbst. Ich überfordere mich mit vielem noch immer, obwohl ich Hilfe bekomme.

Ich bin erschöpft, von all dem, was ich nicht möchte und doch tue Ich stelle Erwartungen an mich, aber sie tun mir nicht gut. Doch sie gehören irgendwie auch zu mir, zu meinem Leben.

Die Seele schickt mir immer massivere Zeichen. So lange, bis ich sie bemerke und erkenne. Dazu brauche ich auch Hilfe, aber in einer anderen Form, als sie sonst an mich herangetragen wird.

Vielleicht möchte ich die Zeichen auch nicht sehen. Und sie nicht erkennen. Sie geben doch etwas von mir preis. Sie zeigen mich in einem Licht, in dem ich nicht gesehen werden möchte. Vielleicht weil ich geliebt werden möchte und meine, dass ich es nicht wert bin geliebt zu werden. Es ist wie ein roter Faden in meinem Leben. Geliebt oder nicht geliebt. Und ich tue alles dafür, um geliebt zu werden. Na ja fast alles. Ich verkaufe mich nicht, bin mir treu. Und ich bin stur.

Mein geheimer Garten

Vor meinem inneren Auge grünt und blüht es immer in meinem Garten. Hauptsächlich sind es Schwertlilien in allen Farben, die viel Wasser brauchen, um zu gedeihen. Unter einer alten knorrigen Trauerweide lädt eine Bank zum Verweilen und träumen ein. Auf Kieswegen kann ich laufen und ein Bach plätschert daneben seine Melodie. Frösche quaken am Ufer und Enten tummeln sich mit ihren Kleinen im Wasser.

Vielleicht zu idyllisch, doch ich meine nicht so einen Garten wie man ihn täglich sieht. Er ist in mir, in meiner Vorstellung. In ihm kann ich Kraft schöpfen, meine leeren Batterien wieder aufladen und einfach glücklich sein. Mich wohlfühlen in meinem Garten.

Mein Garten hat eine Mauer. Wie ein richtiger Garten. Ich habe sie um mich herum gebaut, aus Steinen, ganz massiv. Damit keiner mir zu nahe kommt. Wie ein Schutzpanzer. Der Panzer darf auf bröseln. Ein Garten braucht auch nicht immer eine Mauer, er kann ohne sie sein. Er braucht keinen Schutz. Natürliche Grenzen kann er ziehen. Oder ich. Aber Grenzen sind wichtig.

Wie kam es zu dem inneren Garten? Ich las das Buch „Die Entdeckung des Schweigens". Die Autorin hatte einzelne Episoden am Anfang jeden Kapitels aus dem Buch „Der geheime Garten" mit eingeflochten. Das machte mich neugierig und so las ich dieses Kinderbuch. Sie fand ihren geheimen Garten im Schweigen. Ich fragte Gott.

„Gott, was ist mein geheimer Garten?"

„Schreiben", war die Antwort.

Es war, als sei ich endlich authentisch. Schreiben! Ich bekam die Erlaubnis dafür. Aber brauche ich die? Eigentlich nicht, es fühlt sich nur besser an. Vorher hatte ich schon einiges geschrieben, z.B. die Morgenseiten. Sie taten gut, auch wenn sie nicht das bewirkten, was Julia Cameron damit bezweckte. Entscheidungen hatte noch immer ich zu treffen, und die machten mir Angst. Also blieb erst mal alles so. Ich änderte nichts, traf keine Entscheidungen. Auch keine, die mir gut tun würden.

Aber ich hatte einen Garten. Mit einer Mauer zwar, doch die konnte ich auflösen, sie hatte ihren Zweck erfüllt. Grenzen durfte ich auf ganz natürliche Weise ziehen.

Tatsächlich schöpfte ich Kraft, körperlich ging manches leichter. Ein paar Schritte z.B.. Doch das ist auch schon einige Jahre her. Der Garten ist geblieben, in ihn kann ich jederzeit gehen. Er fängt mich auf, in ihm sehe ich alles mit anderen Augen. Leichter.

Geheimer Garten. Warum geheim? Es soll niemand davon wissen, doch er gehört mir, in ihn kann ich zum Auftanken gehen. Das ist etwas sehr Schönes, doch jeder muss den Ort, der ihm Kraft gibt, selbstfinden. Er ist nicht für alle gleich, jeder schöpft aus etwas anderem Kraft. Das ist auch gut, da die Interessen von jedem andere sind.

Man kann nach diesem Ort fragen, oder man wird hingeführt bzw. dazu aufgefordert. Wie zum Schweigen oder zum Schreiben. Schreiben gibt mir Kraft. Ich gebe etwas von mir preis. Etwas, das ich viel zu lange versteckt gehalten habe, gut gehütet. Ich war verletzlich, verletzt. Jetzt darf es heraus. Und es tut mir überraschender Weise gut.

Teil II Physische Projekte und psychische Projekte

1. Angst

Angstgefühl, Angstzustand, Beklemmung, Furcht, Panik, Herzensangst, Bange, Phobie

Angst ist ein großes Thema. Angst lähmt. Sie verschließt mir den Mund und lässt mich nicht handeln. Sie lässt mich nicht das tun, was ich wirklich tun möchte. Sie hat mich unsicher und vorsichtig gemacht.

Wir sind unfähig, uns zu bewegen, einen Schritt zu gehen. Einen Schritt in unser Leben. Das nötige Vertrauen in uns, in das Leben, fehlt. Wir können Angst in Vertrauen umwandeln, indem wir sanft den Zeigefinger halten oder unsere Einstellungen ändern. Vieles können wir aus einer anderen Perspektive, einem anderen Blickwinkel betrachten. Schon sieht es freundlicher und weniger angsteinflößend aus. Die Sicht auf ein und denselben Tatbestand ist eine andere. Unsere Sichtweise ändert, was daraus wird. Angst oder Vertrauen.

Mit Vertrauen gehen wir die unterschiedlichsten Situationen leichter an. Sie sehen anders aus, verlieren ihren Schrecken. Wir sind in der Lage zu handeln.

Zweifel. Sie sind angsterfüllt. Wir zweifeln oder stellen etwas in Frage, ob es sich erfüllt. Wie wir es möchten. Vielleicht ist es anders jedoch besser. Vielleicht. Aber die Unsicherheiten bleiben. Es soll sich etwas erfüllen.

Erwartungen. Wir erwarten etwas. Es liegt Angst darin. Wird es geschehen oder nicht? Wir dürfen vertrauen. Vertrauen in etwas Ungewisses, in etwas, das wir nicht sehen. Nicht sehen können. Wir haben noch nicht erkannt, dass es sich erfüllt. Unser Vertrauen ist nicht groß genug und Zweifel schleichen sich ein.

Zweifel in Vertrauen umwandeln. Dann löst sich die Angst auf. Denn sie ist unbegründet.

Angst hat viele Gesichter. Fast jedes Energieschloss steht für eine andere Facette.

Strömen:

ES 4	Urvertrauen
ES 5	alle Ängste
ES 11	alle Ängste
ES 13	alle Ängste
ES 16	alle Ängste
ES 19	harmonisiert Ängste
ES 22	Panikattacken
ES 23	transformieren der Ängste

Zeigefinger

2. Ärger

Aufgebrachtheit, Empörung, Gereiztheit, Unzufriedenheit, Verdruss, Wut, Zorn Groll, Missvergnügen, Ungehaltenheit, Unmut, Unwillen, Rage

Weder brauchen wir wie das HB-Männchen in die Luft zu gehen noch zu rauchen. Den Mittelfinger sanft zu umschließen reicht völlig. Damit kommen wir in unsere Mitte, sind zentriert, in innerem Frieden und intuitiv.

Etwas hat uns aus der Fassung gebracht. Es ist egal, wer es war oder was. Indem wir den Mittelfinger halten, löst sich auch dessen Ärger auf. Was auch immer uns in Rage gebracht hat, es ist mit einer leichten Methode aufzulösen.

Wir haben nicht in uns geruht, haben zugelassen, dass uns etwas aus der Fassung bringt. Oft sind es Kleinigkeiten, die riesenhaft angewachsen sind. Von der sprichwörtlichen Mücke zum Elefanten. In den meisten Fällen ist uns am Ende nicht einmal bewusst, was der Auslöser war. Also ist es nebensächlich. Kleine Aktion mit einer großen Reaktion.

Ärger brauchen wir nicht an uns heranlassen. Er ist unnötig. Und er tut uns nicht gut, wir lassen uns beeinflussen und zu etwas hinreißen, das wir nicht wollen. Oft vergeht er bei den anderen recht schnell, nur in uns brodelt er weiter. Wir nehmen das an, was zu uns getragen wird und es bleibt oft hartnäckig. Es artet in Stress aus, da wir uns oft nicht einfach nur schütteln und damit ist er vorbei. Er rumort im Magen und lässt sich nicht vertreiben. Mit dem einfachen Halten des Mittelfingers schonen wir außerdem Leber und Gallenblase und unsere Nerven. Sehr leicht werden sie in Mitleidenschaft gezogen.

Das Halten unseres Mittelfingers stellt eine sehr gute Möglichkeit dar, um wieder in unsere Mitte zu kommen, um ruhig und gelassen zu werden. Wir verwandeln unseren Ärger in Verständnis und gehen gestärkt aus allem hervor.

Strömen:
ES 9 oder 19
ES 14
ES 25
Mittelfinger

3. Atmung

Atemholen, Atemzug, Luftholen

36 Atemzüge und dabei sich selbst umarmen.

Trauer um etwas, das wir verloren haben. Scheinbar. Aber es ist noch da, es ist in uns. Mit dem Strömen des Ringfingers verwandeln wir unsere Trauer und wissen, dass wir uns alles wiederholen können, was wir vermissen.

Wir beginnen anders zu atmen, unsere Seele ist glücklich. Sie ist befreit von einer Last und kann loslassen und etwas neues anfangen.

Ausatmen. Damit lassen wir los. Wir können das loslassen, was wir nicht oder nicht mehr brauchen. So schaffen wir Raum für Neues. Es kann in unser Leben kommen, und es zeigt uns, was gerade jetzt wichtig und von Bedeutung ist.

Wir dürfen uns dem Leben überlassen Es zeigt uns den Weg. Der erste Schritt ist das Ausatmen. Mit dem Einatmen holen wir uns Lebenskraft zurück. Es entsteht ein Rhythmus. Ausatmen. Einatmen. Ausatmen. Einatmen. Loslassen. Kraft holen.

Wir tanken mit dem bewussten Atmen unsere leeren Lebensbatterien auf. Atmen bedeutet Leben. Der Atem reguliert sich von selbst. Wir brauchen dafür nichts zu tun, lediglich Finger und bestimmte Energieschlösser halten.

Wieder sollten wir uns klar machen: Jin Shin Jyutsu ist eine Kunst und keine Technik. Und genau so können wir auch die Atmung behandeln. Liebevoll.

* * *

Atemlos. Ich lege eine Pause ein. Das Leben schenkt sie mir. Allerdings dauert sie schon sehr lange, fast zu lange. Aber das Leben hat seine Gründe. Möglich, dass ich eine so lange Pause brauche.

Das Leben zwingt mich in die Knie, und doch weiß ich, dass es nur mein Bestes möchte, dass es das Beste für mich ist.

* * *

Strömen:
Ausatmen: ES 1
Einatmen: ES 2
Tiefe Atmung: ES 4
Daumen, Ringfinger

4. Augen

Sehorgan, Sehwerkzeug
Gefühl, Gespür, Scharfsichtigkeit, Scharfblick, Spürsinn, Sensorium

Unsere Augen sind das Fenster zur Außenwelt. Mit ihnen können wir unser Leben betrachten. Manches gefällt uns, anderes nicht. Sie sind einer der physischen Sinne.

Treten Störungen auf, wollen wir etwas in unserem Leben nicht sehen. Das geschieht meistens unbewusst.

Augen sind leuchtend oder matt und stumpf, je nachdem, was wir tun oder womit wir uns beschäftigen. Ob wir authentisch oder fremdbestimmt sind. Lieben wir das, was wir tun, sind wir damit glücklich und fühlen uns wohl? Diese Fragen sollten wir uns häufig stellen. Sie zeigen uns, wo wir stehen und ob wir wir selbst sind.

Sind wir es nicht, können wir uns auch Fragen stellen. Nämlich: warum nicht? Was läuft nicht richtig in unserem Leben? Das bringt uns auf die richtige Fährte, vorausgesetzt, wir sind ehrlich zu uns selbst. Und das sollten wir sein. Alles andere bringt uns nicht weiter, es katapultiert uns in weitere Krisen. Für den Moment scheint es, als brächte es uns aus der Situation heraus. Das tut Unehrlichkeit aber nicht. Die schlimmste Form ist die uns selbst gegenüber.

Augen sagen uns die Wahrheit. Sie sind ein Spiegel unserer Seele. Ihr können wir nichts vormachen.

Die Nerven und das Nervengewebe werden durch das Strömen der Zwerchfell- und Nabelorganströme regeneriert. Dazu kann auch nur der Handteller gehalten werden.

Das Halten des Daumens hebt die Störungen ebenfalls auf. Mit ihm ist die Emotion Sorge verbunden. Machen wir uns zu viele Sorgen, werden unsere Augen davon erzählen können. Ebenso die Emotionen der Wut und der Verzweiflung. Wir lassen sie nicht so zu, dass wir mit den Gefühlen, die in uns sind, umgehen können. Sie brodeln in uns. Sie stellen eine Gefahr dar. Das bemerken wir, wenn die Augen streiken, wenn sie nicht so reagieren, wie wir es erwarten. Wir sehen das Außen nicht, wie es ist. Das Strömen hilft uns, alles wieder in die richtige Perspektive zu rücken.

Strömen:

ES 4

ES 4 und gegenüberliegendes ES 21

ES 16

ES 20

Daumen, Mittelfinger, Handmitte

5. Auto-Immun-Erkrankung

auto: selbst, freiwillig, allein, eigen, persönlich, unmittelbar
immun: abwehrfähig, geschützt, resistent, unempfindlich, widerstandsfähig

Erkrankung, bei der das Immunsystem Antikörper gegen körpereigene Stoffe bildet. (Fremdwörterbuch)

Immunität ist unser natürlicher Schutz, aber sie funktioniert nicht mehr. Sie richtet sich gegen uns, gegen unseren Körper. Etwas hat sie zerstört.

Wir sind schon viel zu lange nicht mehr wir selbst, wir funktionieren nur. Aber das ist nicht das, was das Leben für uns vorgesehen hat. Wir sollten wieder zu uns finden, authentisch sein. Das ist womöglich ein großer Schritt und wir scheuen uns, ihn zu gehen. Das, was ist, ist uns vertraut, egal, wie es aussieht. Alles andere ist neu, und das macht uns Angst. Lieber lassen wir alles, wie es ist.

Aber das hat uns dahin gebracht, wo wir uns jetzt befinden. Wir haben alles so gelassen und dachten, dass das für alle das Beste sei. Vielleicht war es das auch, aber nicht für uns. Damit sind wir von unserem Weg abgewichen. Unbewusst. Jetzt dürfen wir ihn wieder betreten. Womöglich ist das aber nicht das, was wir uns vorgestellt haben. Und leicht ist es schon gar nicht.

Doch wir haben auch jetzt die Wahl. Entweder bleibt alles so und wir bewegen uns ebenso kein Stück weiter. Oder wir verändern uns und wachsen, und haben so die Chance, dass sich auch im Außen etwas für uns bewegt. Dass wir aus der Krise heraus kommen. Dafür gibt es keine Garantie, aber es besteht die Möglichkeit. Zumindest geht es uns in irgendeiner Form anders und besser. Und das ist sehr viel.

Strömen:
ES 3
Mittelfinger

6. Beine und Füße

Basis, Fundament, Sockel,

Sie sind unser Fundament, auf ihnen stehen wir, sind mit der Erde verbunden. Die Wurzeln der Erde geben uns den nötigen Halt. Aber wir haben die Wurzeln verloren.

Sie tragen uns durch das Leben. Mit einer soliden Basis können wir allen Stürmen des Lebens trotzen. Doch sie wackelt. Sie ist nicht so stabil. Wir haben auf Sand gebaut, und jetzt wundern wir uns, dass wir nicht getragen werden. Das ist so nicht möglich.

Viele andere haben wir auf einen stabilen Sockel gehoben, nur unserer ist es nicht. Wir haben das nicht bedacht. Wir dachten, dass unser Leben schon irgendwie funktionieren würde. Das tut es auch, irgendwie. Aber irgendwie ist nicht das, was wir wirklich möchten. Was das Leben für uns möchte. Das Leben möchte Leichtigkeit und Freude für uns. Aber das ist es nicht. Es ist weder leicht noch fröhlich. Doch wir haben uns das, bis jetzt, so ausgesucht.

Aber wir können unser Leben ändern, wenn wir Verantwortung dafür übernehmen. Verantwortung für das, was ist. Das ist ein Schritt, der nicht einfach ist. Aber hilfreich.

Betrachten wir unser Leben. Betrachten wir es wirklich. Es ist nicht das, was wir uns vor langer Zeit vorgestellt haben. Es hat sich verselbständigt, in eine Richtung, die uns nicht gefällt und die wir nicht möchten. Wenn wir ganz ehrlich sind, wenigstens zu uns.

Wir leben ein Leben, das uns nicht wirklich gefällt. Wir sind nicht authentisch. Sind wir das nicht alle, oder zumindest die meisten? Das stimmt, aber bei uns äußert sich das auf eine Weise, die uns in die Erkrankung geführt hat. Und das wollen wir ändern, und können es auch.

Wie?

Indem wir authentisch werden und ein stabiles Fundament schaffen. Sagen, was uns gefällt, und dann auch handeln. Die Handlung ist dabei das Wichtigste, denn nur so werden wir glaubwürdig. Das ist ein bedeutender Schritt, den wir tun können. Für uns.

Strömen:

ES 3

ES 9

ES 11

ES 15

Daumen, Mittelfinger

7. Beweglichkeit

biegsam, dehnbar, elastisch, flexibel, geschmeidig
gewandt, rührig, wendig, regsam, agil

Sie ist uns abhanden gekommen. Manchmal nach und nach, ein anderes Mal rascher. Was ist besser? Worauf können wir uns besser einstellen?

Einstellen. Annehmen. Akzeptieren. Worte. Sich damit auseinandersetzen. Nein, das annehmen, was ist. Es regen sich Widerstände. Warum ich? Was geschieht da?

Es sind unsere Kreationen. Wir dürfen die volle Verantwortung übernehmen, auch wenn uns nicht gefällt, was da ist. Die Verantwortung liegt in uns, wir dürfen es annehmen. Möglicherweise fällt es leichter, wenn uns klar ist, dass wir es selbst waren, die das kreiert haben.

„Was ich? Nein, das kann nicht sein!"

Doch, so ist es. Irgendwann, als uns alles zu viel wurde, als uns alles über den Kopf gewachsen ist, haben wir das beschlossen. Nicht bewusst. Unser Körper war überfordert, wir wollten uns nicht mehr bewegen, nicht mehr laufen. Andere sollten das tun, was wir gar nicht wollten. Gerecht? Vielleicht. Wir hatten nicht den Mut, um zu sagen, was wir wirklich wollten. Es gehört viel Mut dazu, und den hatten wir nicht. Jetzt dürfen wir mutig sein und Vertrauen haben. In uns, in das Leben. Mut, um authentisch zu sein. Denn das waren wir nicht.

Beweglich und flexibel heißt biegsam, elastisch, sehr anpassungsfähig, also das Gegenteil von sich wehren oder gegen etwas kämpfen, starr sein. Bäume sind flexibel, sie passen sich äußeren Umständen an, damit sie z.B. im Wind nicht brechen oder unter der Schneelast im Winter. Auch wir können unter einer Last, unter Belastungen brechen, wenn wir uns nicht flexibel verhalten, bestimmten

Situationen und Gegebenheiten nur starr gegenüber stehen. So etwa im Falle einer Erkrankung oder einer anderen Situation, die wir nicht möchten, die uns ungelegen kommt.

Dabei übersehen wir die vielen Möglichkeiten und Chancen, die uns so eine Situation bietet. Aber wir wehren uns erst einmal dagegen und reagieren in den meisten Fällen mit Starre. Und sind wir in unserem Verhalten starr, sehen wir keine Möglichkeiten zu handeln, um die Situation zu ändern oder etwas daraus zu lernen und so Veränderungen in unserem Leben zuzulassen. In diesem Moment sind Veränderungen sehr wichtig oder zumindest die Bereitschaft dazu. In der Starre kann es keine geben, wir nehmen die Möglichkeiten nicht einmal wahr.

Auch hier heißt es, das Gegebene erst einmal akzeptieren, damit wir flexibel darauf reagieren können. Nur so bleiben die Chancen und Möglichkeiten einer noch so unangenehmen Situation erhalten und wir nehmen sie wahr und können handeln. Sozusagen aus Zitronen, die uns das Leben verabreicht, Zitronenlimonade machen.

Sind wir flexibel, brauchen wir keine Kraft und Energie in eine Situation zu geben, es gelingt uns alles mühelos und macht uns Freude. Wir gehen einfach mit der Situation, mit der Gegebenheit mit und stellen uns nicht gegen sie. Wird an uns gezogen, gehen wir ebenfalls mit und benötigen so keine Energie. Anders, wenn wir ebenfalls ziehen, aber in die andere Richtung. Drückt man uns zurück, gehen wir in diese Richtung einen Schritt zurück und verbrauchen so auch keine oder nur wenig Kraft. Wir lassen uns von den Umständen führen. Und so können wir handeln und setzen unsere Energie sinnvoll und gezielt in die Handlungen ein. Dadurch geht keine Energie verloren, im Gegenteil, durch die positiven Aktivitäten erhalten wir immer mehr Kraft und Energie. Das Handeln tut einfach gut, es stellen sich gute Gefühle ein und wir sind in Frieden mit uns. Das gibt Sicherheit und Stärke und wir vertrauen mehr und mehr in unsere eigenen Fähigkeiten.

Auch im Inneren sollten wir beweglich und im Fluss sein. Also alles, was uns ausmacht. Die äußere Beweglichkeit ist sichtbar, aber auch die innere ist nicht zu unterschätzen. Sie bedingen sich gegenseitig, unser gesamter Körper sollte fließen und beweglich sein. Selbst unsere Gedanken.

Strömen:
ES 3 und ES 25
ES 25
Mittelfinger – Ölkännchen des Lebens
Daumen auf Ringfingernagel legen

8. Entzündungen

Anschwellung, Entfesselung, Erhitzung, in Erregung geraten, Rötung, zum Brennen/Lodern bringen

Entzündungen sind Infekte. Wir sind über etwas erhitzt, in Rage geraten, aber wir tragen es nicht nach außen. Es schlummert, und es brodelt in uns. Das ist das gefährliche daran, wir gehen nicht angemessen damit um und irgendwann explodiert alles. Meistens im Verborgenen, in uns. Es dringt nichts nach außen.

Aber es braucht ein Ventil, und es sucht sich eins. In diesem Fall ist es die Myelinschicht der Nerven. Die Ummantelung löst sich auf und wir bleiben verletzt und verletzlich zurück. Wir sind erhitzt und brennen, aber nur im Stillen.

Mit Entzündungen können wir wie mit Infekten umgehen. Wir nehmen Antibiotika, wenn nichts mehr geht. Im Jin Shin Jyutsu wird unser körpereigenes Antibiotikum empfohlen. Es liegt auf der Schulter. Eine Last ist eine Entzündung und so gehen wir mit ihr um. Unsere Schultern werden entlastet, sie werden durchlässig. Mitunter dringt sie bis zu unseren Nerven durch. Sie können entlastet werden, oder sie liegen als Last auf den Schultern.

Unsere Nerven sind in Mitleidenschaft gezogen. Sie leiden, wie unser Körper, unsere Seele. Wir haben nicht auf sie gehört, wir sind nicht wir selbst. Das geschah unbewusst, wir kannten noch nicht einmal die Zusammenhänge.

Strömen:
Betreuer-Strom (ES 3 und ES 15 oder ES 3 und ES 25)
Diagonaler Vermittler-Strom
ES 3
Mittelfinger

9. Gleichgewicht und Schwindel

Ausgeglichenheit, Ausgewogenheit, Balance, Harmonie, Stabilität, Seelenstärke
Schwanken, Schwindlichkeit, Taumel, Torkel

Etwas hat uns aus der Balance gebracht, aus dem Tritt. Wir gehen nicht mehr im Gleichklang. Unser Leben ist nicht ausgewogen.

Was ist geschehen?

Meistens können wir es nicht mal benennen. Es ging schleichend vor sich, nach und nach. Nicht alles auf einmal, nicht der Reihe nach. Wir haben es zu spät bemerkt, da war schon alles nicht mehr stabil. Instabil. Wie wir. Jede Kleinigkeit scheint uns aus dem Gleichgewicht zu bringen. Unser Seelenfrieden ist gestört.

Wodurch?

Alles ist durcheinander geraten. Unser Leben, das, was wir uns aufgebaut hatten, existiert in der Form nicht mehr. Wir müssen unser Leben verändern, neu ordnen. Auf die althergebrachte und vertraute Weise geht es nicht mehr. Das ist unbequem und neu. So wollen wir es nicht. Das macht uns Angst. Angst beherrscht unser Leben. Versteckt, nicht so direkt. So, dass wir sie nicht sehen und nicht erkennen.

Hat uns die Angst aus dem Gleichgewicht gebracht? Es sieht so aus.

Die Angst ist für vieles zuständig, vor allem, wenn sie dominant in unserem Leben agiert.

Es geht darum, sie da heraus zu bekommen. Das funktioniert im Jin Shin Jyutsu durch das Halten des Zeigefingers. Er ist angstbesetzt, aber er kann sie auch austreiben.

Wir sollen unser Gewicht gleich halten, in Waage halten. Aber es pendelt. Es pendelt um uns herum. Wir sind nicht in Harmonie, in Balance, uns fehlt Stabilität. Mit ihr finden wir unser Gleichgewicht zurück.

Der Gleichgewichtssinn ist im Innenohr. Es liegt eine Störung vor, wenn wir taumeln, wenn uns schwindelig ist. Wir fühlen uns benommen. Nichts sehen wir klar und deutlich. Mitunter geht es rasch vorbei, aber es hinterlässt Spuren. Möglich, dass es ein Angstgefühl ist oder die Augen sind in Mitleidenschaft gezogen. Uns fehlt eine klare Sicht auf die Dinge in unserem Leben.

Wir taumeln durch unser Leben, kommen vom Weg ab und haben keine klare Sicht auf das, was vor uns liegt. Ziele haben, genau wissen, was wir möchten, und dann handeln. Unseren Weg gehen, auch wenn er nicht immer geradeaus verläuft und mitunter steinig ist. Alles klar und deutlich sehen, was da ist und den Blickwinkel gegebenenfalls ändern. Das tun, was uns wichtig ist.

So kommen wir in unser Gleichgewicht zurück und leben so, wie wir es uns wünschen und vorstellen.

Strömen:
ES 6
ES 11
ES 12
ES 14
ES 20
alle Finger

Schwindel:
ES 2
ES 4
ES 6
ES 10
ES 14
ES 21
Zeigefinger

10. Immunsystem

abwehrfähig, geschützt, resistent, unempfindlich, widerstandsfähig

Es hat die Aufgabe, uns zu schützen. Das kann es aber nur unzureichend. Im Laufe der Jahre ist es schwach geworden, und wir sind verletzlich.
Die Stärkung des Immunsystems ist eine wichtige und vorrangige Aufgabe für uns. Mit ihr werden wir mutig, das zu tun, wozu unsere Seele uns schon lange aufgefordert hat. Der Mut hatte uns gefehlt. Der Mut, das zu tun, was wir wirklich

möchten. Aber genau das hat unser Immunsystem geschwächt. Und Stress, den wir uns selbst gemacht haben oder der an uns herangetragen wurde und wir ihn zu unserem gemacht haben. Unbewusst.

Vieles hat sich auf der unbewussten Ebene zugetragen. Jetzt dürfen wir es uns bewusst machen und darauf reagieren. Vielleicht auch mit einem Nein.

Fühlen wir uns schuldig? Meistens findet das nur in unserem Kopf statt, nicht real. Das ist ein weiterer Punkt, der das Immunsystem schwächt. Es ist wichtig, dass wir uns davon lösen, zumal es nicht dem entspricht, was Realität in unserem Leben ist. Nur Fiktion.

Immunität bedeutet auch Unantastbarkeit. Ist sie geschwächt, sind wir antastbar. Wir fühlen uns unzulänglich. Das ist auch nur ein Gefühl. Aber es hält sich hartnäckig, und für uns fühlt sich auch dieses Gefühl ganz real an.

Gefühle sind zum Fühlen da. Fühlen und loslassen. Dann können sie sich auflösen und keinen Schaden mehr anrichten.

Strömen:

ES 1

ES 3 und ES 15

ES 5

ES 10 oder hohe 19

ES 11

ES 13

ES 15

ES 23

ES 24

Zentralstrom
Milz-Funktions-Strom
alle Finger

11. Muskeln

Muskelkraft, alles locker lassen

Unser Körper verfügt über 639 verschiedene Muskeln. Sie werden zum Teil nicht bewusst genutzt. Manche Muskeln können wir nur bedingt einsetzen, da es uns anders nicht möglich ist. Die Impulse werden vom Gehirn nicht weitergeleitet. Wir haben unsere Kraft verloren.

Alles, was nicht genutzt wird, verkümmert. Dazu gehören auch die Muskeln. Sie werden weniger stark, je seltener sie beansprucht werden. Dabei ist es ihnen egal, ob das mental oder real geschieht. Also gibt es Möglichkeiten für uns. Wir können die Muskeln ansprechen und sie reagieren. Dabei ist es nicht notwendig, genau zu wissen, wo sie sich befinden. Es geht ganz allgemein, wie z.B. Augenmuskeln, Beinmuskeln usw.

Muskeln ziehen sich zusammen und entspannen wieder. Pausenlos. All unsere Muskeln. Wir sind uns nicht bewusst, dass es so viele sind und wo sie sich befinden. Doch sie arbeiten unermüdlich für uns. Jede noch so kleine Bewegung braucht die Muskelkraft. Aber manchmal kommen die Impulse nicht an, werden fehlgeleitet. Wir können etwas nicht mehr so gut oder gar nicht mehr.

Was leitet sie fehl? Etwas in uns, das sich nicht stimmig anfühlt. Das aus dem Takt, aus dem Rhythmus gekommen ist.

Manchmal werden unsere Muskeln starr, sie sind nicht in der Lage, sich zu entspannen. Der Muskeltonus ist verkehrt. Auch kann der Tonus zu weich sein. Das können wir ebenso über das Strömen regulieren. Als Muskeltonus bezeichnen wir den Spannungszustand des Muskels.

Muskelkater. Die Muskeln schmerzen, wenn wir etwas für sie getan haben. Meist honorieren sie das auf diese Art. Vielleicht haben wir lange nichts getan. Vielleicht war es zu viel. Wir haben es gut gemeint, wollten unseren Körper wieder zum „laufen" bringen. Doch allein mit Muskelkraft gelingt das nicht. Das ist nur eine Ebene, aber angesprochen werden wollen alle. Körper, Geist und Seele.

Muskeln aufbauen. Das gehört zu den wichtigsten Aufgaben des Nieren- und Blasen-Funktions-Stromes, außerdem werden die Muskeln entspannt. Beide Ströme haben ihre Bahnen vom Kopf bis zum Fuß und vom Fuß zum Kopf. Sie erreichen so alle Zellen des Körpers und reinigen und entgiften sie. Wir erreichen beide Ströme über die Zeigefinger als einfachste Variante.

Strömen:
ES 4 Muskulatur
ES 8 Muskelstress, Muskelkater, Muskeltonus
ES 16 Muskulatur, Muskelgewebe, Muskelkrämpfe, Muskeltonus
ES 23 entspannt die Muskeln
Blasen-Funktions-Strom alle Muskelthemen, Muskelaufbau, Überlastung
Zeigefinger, Daumen

12. Nerven

Nervenkraft, Nervenkostüm

anstrengen, aufreiben, ermatten, ermüden, mitnehmen, strapazieren, stressen

Unsere Nerven sind ummantelt, ähnlich einem Elektrokabel. Diese Ummantelung jedoch hat Defekte, weshalb wir verschiedenes nicht so gut tun können.

Wir haben uns zu sehr angestrengt, um etwas zu tun. Womöglich etwas, das wir nur ungern taten. Jetzt ist eine „Sicherung" durchgebrannt, wir können nicht mehr. Und wollen es auch nicht mehr. Tief in uns ist dieses Wissen da.

Das Leben hat dafür gesorgt, dass es so nicht mehr weiter geht. Alles hat einen Sinn und einen Grund. Nicht immer ist er uns klar, aber die höhere Macht weiß ganz genau, was sie tut. Hier werden wir vor etwas bewahrt.

Vor etwas bewahrt? Nur weil es nicht mehr funktioniert?

Ja, vor etwas bewahrt. Wir würden noch mehr geben, noch mehr versuchen, alles hin zu bekommen, alles tun. Aber warum? Nur weil wir meinen, es tun zu müssen? Wo bleiben wir? Uns geht es auf einer Ebene nicht gut damit, aber wir würden es uns nie eingestehen. Und immer weiter machen. Also greift das Leben ein und bewahrt uns vor noch gravierenderen Fehlern.

Liegen unsere Nerven blank, geben wir uns selbst eine große Umarmung (ES 26) oder wir halten einfach mit der anderen Hand die Handmitte. Damit erreichen wir auch alle Finger und ihre Schlösser.

Strömen:

ES 1

ES 17

Zentralstrom

Milz-Funktions-Strom

Daumen, Ringfinger, Handmitte

13. Wetterfühligkeit

Wetter: Aufruhr der Elemente, Klima, Witterung, Wetterlage

Fühlung: Austausch, Berührung, Beziehung, Kontakt, Umgang, Verbindung

Wir können nicht alles auf das Wetter schieben, und doch hat es enormen Einfluss.

Zu warm, zu kalt, ein zu rascher Wechsel, zu intensiv, ...

Alle „zu" sind ungünstig für uns. Aber es kann nur jeder selbst heraus finden, was ihm angenehm ist und zuträglich.

Fakt ist, dass große Wärme uns nicht gut tut. Alles wird träge und funktioniert nicht, wie wir es uns vorstellen.

Unsere Vorstellung kann vom Verstand kommen, nicht vom Herzen. Dann ist sie egobezogen. Das Herz und unsere Intuition gehen Hand in Hand. Sie kommen beide von Gott. Aber was hat das Wetter damit zu tun? Das Wetter können wir nicht ändern, aber unsere Einstellung dazu. Sie sollte vom Herzen kommen. Alles, was wir tun. Das ist aber in den seltensten Fällen so.

Wir haben gehört, was für uns gut ist und was nicht. Es ist jedoch nur eine Meinung, und die kann sich ändern. Wie das Wetter. Weder Wetter noch Meinungen sind beständig. Wir können unsere eigene Meinung haben, auch über das Wetter. Ob es gut oder schlecht für uns ist. Das bestimmt weitgehend, wie wir uns dabei fühlen.

Strömen:

ES 22

Zentralstrom

Zeigefinger

Psychische Projekte

1. **Annehmen**

akzeptieren, empfangen, erhalten
beherzigen, befolgen, berücksichtigen, ernst nehmen, verinnerlichen
anerkennen, beipflichten, begrüßen, bejahen, einverstanden sein, einwilligen, gutheißen, hinnehmen, geschehen lassen, zustimmen

Das annehmen, was ist. Egal, wie es aussieht, wie die Situation und die Umstände sich darstellen. Nur annehmen und akzeptieren. Es ist, wie es ist. Wir können in diesem Augenblick nichts ändern. Dagegen kämpfen oder sich zur Wehr setzen verstärkt alles, wir führen Energie in das, was wir nicht wollen.

Es geht darum, seine Einstellung zu ändern. Zu sich, zu dem eigenen Körper. Vielleicht macht er nicht das, was wir erwarten. Dennoch können wir ihn liebevoll behandeln, Mitgefühl für ihn haben und Liebe. Wir bringen ihm Respekt entgegen. Respekt für das, was ist.
Unser Körper bemüht sich. Die an ihn gestellten Erwartungen kann er dennoch nicht erfüllen. Dafür brauchen wir niemandem die Schuld geben, nicht unserem Körper und auch keinen Personen. Alle haben das getan, was ihnen möglich war.
Auch wir tragen keine Schuld. Aber die Verantwortung dürfen wir dennoch übernehmen. Wir sind Schöpfer unseres Lebens und das gehört dazu, es ist ein Teil von uns.

Uns so akzeptieren, wie wir sind, mit allen Ecken und Kanten, mit allen Unzulänglichkeiten. Das ist ein Prozess, den wir nicht mit „wollen" erreichen können. Er geschieht. Irgendwann sind wir soweit, uns anzunehmen, wie wir sind. Wir können uns liebevoll annehmen, ohne Groll, ohne das, was wir einmal gelernt haben, was sein sollte. Einfach so. Einfach, weil wir das sind und weil wir es uns wert sind.

Wir sagen Ja zu uns. Wir wehren uns nicht mehr dagegen, sondern heißen gut, was da ist. Das sind wir. Wir lehnen uns nicht mehr ab, sondern nehmen uns an, wie wir sind. Das ist ein wichtiger und entscheidender Schritt. Nur dann kann sich etwas in uns ändern.

Strömen:

ES 2

ES 5

ES 22

Ringfinger, kleiner Finger

2. Dankbarkeit

Anspruchslosigkeit, Bedürfnislosigkeit, Dank, Genügsamkeit, Haltbarkeit, Strapazierfähigkeit, Unempfindlichkeit

Gott im Voraus danken. Danken für etwas, das noch nicht eingetreten ist. Es ordnet unsere Gedanken. Wir sagen bzw. danken für das, was uns wichtig ist. Es sind gute und positive Gedanken. Das, was in uns ist, was wir sind, wirklich sind. Wir sind authentisch.

In der Dankbarkeit sind wir anspruchslos. Wir sind nur einfach dankbar. Es schleicht sich auch Freude und Fröhlichkeit ein. Es ist ein schönes Gefühl, dankbar für etwas zu sein.

Wir richten unsere Dankbarkeit an Gott. Danken ist wie bitten. Wir sprechen eine Bitte aus, indem wir dafür danken. Danken, dass wir das, was wir uns wünschen schon erhalten haben.

Gott macht uns auch Geschenke. Möglich, dass sie anders aussehen, als wir sie sonst kennen. Möglich, dass wir sie mitunter nicht gleich erkennen. Ein Lächeln ist manchmal ein Geschenk. Das Lächeln eines Babys, eines Fremden, eines geliebten Menschen. Wir brauchen nur nach kleinen Dingen Ausschau zu halten. Sie haben oft eine große Wirkung auf uns und zaubern ein Lächeln auf unser Gesicht. Das genügt oft schon, um dankbar durch das Leben zu gehen. Alles wird in ein anderes Licht gerückt. Wir sehen mit anderen, neuen Augen.

Strömen:
Daumen
ES 15
36 Atemzüge

3. Druck

Gewicht, Kraft, Last, Wucht
Bedrohung, Muss, Nötigung, Zwang

Druck ist eine Kraft, die in uns und auf uns wirkt. Von innen und von außen. Wir setzen uns unter Druck, bewusst oder unbewusst, und werden unter Druck gesetzt. Auch das geschieht bewusst und unbewusst.

Alles soll schnell gehen. Nicht in unserem Tempo, nicht in unserem Rhythmus. Die Zeit, in der wir leben, ist schnelllebig. Etwas anderes hat darin keinen Platz, keinen Raum.

Druck erzeugt Gegendruck. Wir wollen den anderen beiseite drücken, lassen uns auf ein Machtspiel ein, das wir meistens verlieren. Frust, Ärger, Wut sind die Folge. Sie richten sich hauptsächlich gegen uns. Auch wenn es anders aussieht.

Den negativen Emotionen können wir mit Liebe und Akzeptanz begegnen. Sie sind Gegner für den anderen, positive. Aber sie agieren auch für uns.

Erwartungen engen uns ein und erzeugen Druck. Wir tun, was wir sollen, nicht was wir möchten. Damit geht unsere Authentizität verloren. Wir sind nicht wir selbst. Wir leiden darunter, finden aber oft keinen Ausweg. Der ist allerdings oft nicht so weit weg und nicht kompliziert. Es geht einfach darum, dass wir authentisch sind und wir selbst. Da kann sich innerer und äußerer Druck auflösen.

Strömen:
Mittelfinger

4. Energie

Aktivität, Dynamik, Einsatz, Engagement, Entschlossenheit, Festigkeit, Initiative, Kraft, Lebendigkeit, Lebenskraft, Nachdruck, Reserven, Schaffenskraft, Schwung, Tatkraft, Vitalität,

Energie. Lebenskraft. Sie darf uns nicht verloren gehen. Mit dem Strömen haben wir eine gute Möglichkeit, sie zu erneuern und aufzutanken.

Kraft und Energie. Beides brauchen wir, um am Leben teilzunehmen, um zu leben. Um den Anforderungen zu genügen. Um das zu tun, was wir mögen. Es ist unsere Lebensbatterie und mit ihr sollten wir sorgsam umgehen. Sie ist ein Geschenk an uns, ein Geschenk Gottes. Sie verbraucht sich, wenn wir nicht authentisch sind. Und sie wird größer und ist immer wieder aufgeladen, wenn wir es sind. Daran lässt sie sich messen.

Die wichtigste Frage lautet hier: Was möchte ich?
Ein Symptom möchten wir nicht verstärken, also ist es ratsam, die Aufmerksamkeit und damit die Energie, davon abzuziehen. Wir versuchen bewusst unsere Gedanken nicht auf das Symptom, auf das, was wir ja nicht möchten, zu lenken. Auch hier können wir sehr gut Affirmationen anwenden und z.B. Heilungsenergie in unseren Körper lenken.

Weiterhin können wir unsere Gedanken auf Verbesserungen konzentrieren und sie weiterführen. In jedem Fall ist es sinnvoll, die Energie auf positive Aspekte zu richten, da wir diese mit unserer Aufmerksamkeit verstärken. Und laut dem Gesetz der Anziehungskraft ziehen wir dadurch weitere Verbesserungen und Positives an.

Nicht immer ist es leicht, aber wenn wir darum wissen, können wir das bewusst anwenden und so Erfolge erzielen. Mit der Zeit gelingt auch das wie von selbst, da wir spüren, was sich verbessert durch unsere Aufmerksamkeit und da lenken wir ganz bewusst Energie hin.

Strömen:

ES 2

ES 5

ES 7

ES 10 oder hohe 19

ES 15, ES 3 und ES 15

Zentralstrom
alle Finger

5. Entspannung

Ausspannung, Erholung, Ruhe, Regeneration
Beruhigung, Entkrampfung, Entschärfung, Normalisierung

Wenn wir entspannen, dann regenerieren wir. Wir erholen uns, gönnen uns eine Pause. Eine Erkrankung zwingt uns dazu. Wir meinen, dass wir dafür nichts können, aber wir haben es selbst kreiert. Meistens unbewusst. Das Leben hat noch etwas nachgeholfen, da wir uns das in dem Ausmaß nicht zugetraut hätten. Auch jetzt wehren wir uns noch dagegen, aber unser Körper braucht diese Pause so dringend. Und wir hätten sie ihm nicht gegeben.

„In der Ruhe liegt die Kraft," sagt ein Sprichwort. Durch die Ruhe entspannen wir und schöpfen Kraft. Das ist sehr wichtig, gönnen wir uns also Zeiten der Entspannung. Unser Körper braucht sie und wird sie dankbar annehmen. Dann können sich auch Verbesserungen einstellen. Mit unserem bisherigen Lebenswandel ist das fast unmöglich. Stress und Unruhe entziehen dem Körper wichtige Kräfte. Kräfte, auf die wir nicht verzichten können, die lebenswichtig sind. Alles andere hat zu dieser Situation beigetragen, in der wir uns befinden und aus der wir wieder heraus möchten. Dazu benötigen wir Entspannung und Erholung.

Fast nie haben wir zugelassen, unbewusst, dass es Zeiten gegeben hat, die wir für uns vorgesehen haben. In denen wir auch einmal nichts taten, ohne schlechtes Gewissen dabei. Ständig taten wir irgendetwas, bis unser Körper „Stopp" sagte. Er zog die Notbremse, da wir es nicht getan hätten. Dafür können wir ihm dankbar sein.

Das Leben hat sich inzwischen sehr verändert, aber wir nur bedingt. Noch immer meinen wir etwas tun zu müssen und uns keine Erholung nehmen zu brauchen. Doch unser Körper weiß es besser. Er besitzt eine ihm eigene Intelligenz.
Diese Pause wird uns aufgezwungen, wir werden nicht gefragt. Wir brauchen sie. Es ist wichtig, dass wir unsere fast leeren Batterien wieder aufladen. Dass wir zu einem Leben zurückkehren, in dem dies selbstverständlich ist. Dass auch uns bewusst ist, wie wichtig Zeiten der Erholung und Entspannung sind. Um das Leben zu genießen und daran teil zu nehmen.

Strömen:
ES 7
ES 17
ES 26
Ringfinger, Handmitte

6. **Erschöpfung**

Abgespanntheit, Entkräftung, Entnervung, Ermüdung, Erschöpfungszustand, Kräfteverschleiß, Kraftlosigkeit, Mattigkeit, Müdigkeit, Schwäche, Schwachheit, Schwunglosigkeit, Übermüdung, Zerschlagenheit, Burn-out

Wir haben nicht gut gewirtschaftet, haben unendlich viel Kraft und Energie in alles gesteckt. Wir haben nicht, oder zu selten „nein“ gesagt, und damit nicht „ja“ zu uns. Wir haben uns verausgabt und es nicht einmal bemerkt. Zumindest eine lange Zeit.

Die Hinweise und Zeichen haben wir übersehen, bis dann das Stopp-Schild kam und unser Körper manches nicht mehr tat. Oder nicht in der gewohnten Weise, nur mit halber Kraft oder noch weniger.

Im Synonymwörterbuch steht bei Erschöpfung unter anderem Entnerven. Die Nerven liegen blank. Das ist ein bezeichnendes Wort für das, was in uns vorgeht, denn die Nerven, oder die Myelinschicht der Nerven, spielen eine entscheidende Rolle bei MS. Diese äußere Schicht wird an manchen Stellen zerstört und leitet so die Impulse nicht weiter.

Allerdings ist es dem Körper egal, wie ein Bewegungsablauf erfolgt, in Gedanken oder real. Es können also neue Leitbahnen für die Nerven angelegt werden. Nur über unsere Gedanken.

„Gedankenkraft ist Nervenkraft" sagte Sonja Wierk, eine Frau, die mit ihren Gedanken aus der Bewegungsunfähigkeit in die Beweglichkeit zurück kam.

Die Myelinschicht, die die Nerven umschließt, ist zerstört. Sie sind ohne Schutz, ohne Schutz, der die Impulse leitet.

Was ist geschehen? Wir sind nackt und schutzlos, fühlen uns ausgeliefert und verletzlich. Wir sind es. Ohne Schutzschicht sind wir ohne Energie und Beweglichkeit.

Wenn wir uns das zurückholen wollen, brauchen wir viel Kraft. Deshalb sollten wir uns erholen und auftanken. Ganz genau brauchen wir nicht zu wissen, was war.

Wir sind erschöpft, brauchen Erholung. Das zu wissen genügt. Die Erholung brauchen wir für uns, nicht für etwas, das wir nicht wollen. Ganz genau sollten wir unsere Bedürfnisse kennen. Das, was uns gut tut.

Im Jin Shin Jyutsu stehen uns mehrere Möglichkeiten zur Verfügung, um aus diesem Zustand heraus zu kommen.

Was bedeutet Erschöpfung? Was heißt das?

Ich habe mich verausgabt, habe mein Leben nicht entsprechend gelebt. Es ging über meine natürlichen Grenzen hinaus. Zu lange, zu oft.

Ich habe nicht gespürt, oder wollte es nicht, wann es genug war. Genug gelitten, genug von dem, was ich gar nicht wollte. Tief in mir. Tief in meinem Herzen. Ich habe zu viel und zu oft das getan, was ich nicht tun wollte. Was am Ende nicht gut tat.

Das tun, was mir gut tut, was mich belebt und Kraft schenkt.

* * *

Strömen:

Mudra: rechten Daumen auf den linken Daumen, Zeige- und Mittelfinger legen, die übrigen Finger sind auf der Innenseite der Hand; und umgekehrt

ES 2

Milz-Funktions-Strom (der „große Krafttank“)

Daumen, Ringfinger

7. Erwartungen

Annahme, Aussicht, Glaube, Hoffnung, Optimismus, Vermutung, Vertrauen, Zukunftsglaube

Lassen wir Erwartungen an uns selbst, andere Personen und Situationen los! Erwartungen anderer an uns oder Erwartungen, die wir an andere stellen und an uns selbst, schränken uns ein und bauen ungeheueren Druck auf. Wir können nicht mehr unbeschwert miteinander umgehen, da von uns etwas erwartet wird, das wir nicht erfüllen können oder wollen. Womöglich meinen wir, ohne Erfüllung der Erwartungen keine Liebe oder Aufmerksamkeit zu bekommen.

Es scheint eine Wechselwirkung zu sein. Die Beziehungen sind durch diese Haltung belastet, können sich nicht frei entfalten und wachsen. Durch das Loslassen von Erwartungen an andere, Partner, Kinder, Eltern, Freunde, entwickelt sich alles gelöster und wir können auch bei den anderen eine Veränderung feststellen.

Lassen wir aber auch nicht zu, dass andere uns mit ihren Erwartungen einengen und unter Druck setzen!

Erwartungslos. Etwas tun, ohne eine Gegenleistung zu erwarten. Nur für uns. Nur, dass es uns gut geht. Dass wir uns gut fühlen mit dem, was ist. Etwas gutes für uns tun.

Erwartungen sind mit Vertrauen gekoppelt. Dem Vertrauen in unsere Fähigkeiten, in uns selbst. Wenn uns dies gelingt, erwarten wir nichts von uns oder anderen. Wir vertrauen einfach in das, was wir tun und lassen die Vorstellungen, wie andere sein sollen oder etwas tun sollen, los. Damit sind wir frei, das zu tun, was uns wirklich erfüllt und was wir sind.

Strömen:

ES 1

ES

ES 12

ES 21

Daumen, Zeigefinger

8. Gebet

Anrufung Gottes, Bitte, Bittgebet, Dankgebet, Danksagung, Fürbitte

Beten heißt bitten. Wir bitten Gott um etwas. Und Gott erhört alle Gebete von uns.

Dein Wille geschehe. Gottes Wille ist nicht so weit von unserem entfernt. Sein Wille entspricht unseren Herzenswünschen. Doch wer hört immer auf sein Herz? Wir haben es oft nicht gelernt und jetzt ist es ein befremdlicher Gedanke. Aber auch ein schöner und tröstlicher. Wir sind nicht allein mit allem, was in unserem Leben nicht stimmt, was wir nicht haben wollen. Wir dürfen uns an Gott wenden und er antwortet uns. Manchmal gleich, ein anderes Mal dauert es ein wenig länger. Doch wir können sicher sein, dass alles zu unserem Besten geschieht. Gott kennt unseren Lebensplan.

Wenn wir auf unser Herz hören und es befragen, kommunizieren wir mit Gott. Wir können es lernen und es ist weniger kompliziert, als wir meinen. Auch können wir mit Gott reden und ihm alles erzählen. Oder es aufschreiben. Er hat immer Zeit für uns und ein offenes Ohr, egal worum es sich handelt. Es können ganz kleine Dinge, aber auch große sein. Es gibt nichts, was zu gering für ihn ist.

Und dann können wir uns bei ihm bedanken. Wie bei einem guten Freund, der uns geholfen hat. Gott ist ein guter Freund, auch wenn wir ihn nicht sehen und er nur in unserer Vorstellung existiert. Das allein genügt, um mit ihm in Verbindung zu treten. Für uns ist es eine Bereicherung und ein Glück.

Die Jahreslosung von 2009 drückt aus, welcher Macht wir uns anvertrauen und was sie für uns tun kann:

Was bei den Menschen unmöglich ist, das ist bei Gott möglich.

Lukas 18 – 27

Strömen:

ES 15

36 Atemzüge

Daumen

9. Gedanken

Bedenken, Nachdenken, Überlegung,
Anschauung, Ansicht, Auffassung, Einstellung, Meinung, Position, Sicht, Standpunkt, Vorstellung
Einfall, Eingebung, Geistesblitz, Idee, Inspiration, Plan, Vorschlag

Sie sind frei, und doch haben sie Einfluss auf uns. Positiven und negativen. Häufig denken wir unbewusst, stellen uns alles mögliche vor. Wenig konstruktiv. Das Ergebnis bekommen wir präsentiert und sind dann überrascht. Wir sind die Eigentümer dieser Kreationen. Wir haben gemacht, was da in unser Leben tritt.

Die gute Nachricht: Wenn wir negatives kreieren können, dann auch positives. Wir sind in der Lage, alles, was uns nicht gefällt, umzukehren. Nur mittels Gedanken.

„Gedankenkraft ist Nervenkraft," hat Sonja Wierk gesagt. Sie holte sich damit ihre Bewegungsfähigkeit zurück. Wir können unseren Körper, unsere Organe ansprechen und sagen, was wir uns wünschen, das sie tun sollen. Sie reagieren darauf. Das ist das faszinierende daran.

Wir brauchen nicht tatenlos zu sein, sondern können für und mit unserem Körper etwas tun. Er besitzt eine ihm eigene Intelligenz, die sich unserer Kenntnis oft entzieht. Auch brauchen wir nicht genau zu wissen, was gerade geschieht. Wir nehmen es lediglich zur Kenntnis, sind dankbar und lassen ihn das Seine tun. Was uns möglich ist, haben wir meistens getan. Mit mehr oder weniger Erfolg. Jetzt können wir uns zurück lehnen und unseren Körper und Gott machen lassen. Da ist eine Macht, die größer ist als wir. Ihr dürfen wir uns anvertrauen. Vertrauen und an das uns Unmögliche glauben. Gott kann es möglich machen.
In dem Wort Gedanken ist danken enthalten. Wir danken für etwas und manifestieren damit gleichzeitig. Deshalb ist Gedankenhygiene so wichtig. Das, was wir denken, sollte auch das sein, was wir möchten. Nichts sollte wahllos geschehen, worüber wir uns später wundern. Es ist das, was wir geschaffen haben, bewusst oder unbewusst. Zu häufig passiert es jedoch unbewusst. Und das können wir ändern. Dabei braucht nicht jeder Gedanke kontrolliert zu werden, es darf uns aber bewusst sein, was es ist.

Hier ist eine Liste mit positiven Worten, sie kann bei jedem anders aussehen. Wichtig ist nur, dass die Worte gute Assoziationen in uns wecken, angenehme Gefühle hinterlassen.

Gott	fröhlich
Kraft	lustig
Mut	lachen
Leichtigkeit	leben
Weisheit	Vertrauen
Frieden	glücklich
gut	Harmonie
beschwingt	gesund
Sonne	heil
Freude	Heilung

annehmen	heilende Hände
Liebe	träumen
Lust	glauben
Mitgefühl	tanzen
Stärke	können

Strömen:
Zentralstrom
ES 9
ES 18
Magen-Strom
Zeigefinger

10. Glauben

Meinung, Überzeugung, Vertrauen, Zuversicht
Glaubensüberzeugung, Gläubigkeit, Gottergebenheit, Gottesglaube, Religiosität

„Glaube versetzt Berge.“

Wir glauben daran. Wir glauben, dass etwas geschieht, auch wenn es nicht logisch und vernünftig ist. Wir vertrauen darauf. Es ist unsere Überzeugung. Ist der Glaube an etwas intensiv genug, dann tritt es ein. Wir haben die Zuversicht daran.

Das Unterbewusstsein unterscheidet nicht, ob etwas gut oder schlecht ist. Es führt nur das aus, was wir ihm sagen. Wir selbst dürfen entscheiden. Aber meistens tun wir es nicht. Je nach unserem Glauben tritt positives oder negatives in unser Leben.

Glaubenssätze sind Vorahnungen. Das, woran wir glauben, manifestiert sich in unserem Leben. Gutes und schlechtes. Wir dürfen dafür Sorge tragen, dass es das ist, was wir möchten. Leider geschieht das zu selten. Wie mit den Gedanken sollten wir aufpassen, was es ist.

Glaubenssätze halten sich oft hartnäckig. In frühester Kindheit haben wir sie oft erhalten. Oder als Erbe. Vielleicht auch aus vorangegangenen Inkarnationen, wenn die Muster nicht aufgelöst wurden. Sie gilt es auszumerzen, zumindest die uns schaden. Das alles geschah unbewusst und nicht in böser Absicht. Doch wir haben sie bereitwillig übernommen, haben keinen Unterschied gemacht. Jetzt darf uns bewusst werden, was da in unserem Leben sich manifestiert hat und was schädlich ist. Wir kennen nun die Zusammenhänge.

Wir brauchen nicht mehr blind an Dinge glauben und daran festhalten, die wir nicht möchten. Nur an das, was wir auch möchten.

Strömen:
ES 21
Daumen

11. Heilung

Heilbehandlung, Wiederherstellung, Verarztung
Nachsorge, Therapie, Therapierung
Besserung, Genesung, Genesungsprozess, Gesundung, Regeneration, Rekonvaleszenz

Sie geschieht. Manchmal anders, als wir es uns vorstellen. Dann meinen wir, wir sind nicht geheilt.

Es gibt kein „wenn ..., dann ...". Wir können nicht feilschen. Sie geschieht auf allen Ebenen, in Körper, Geist und Seele. Wir brauchen Gott nur darum zu bitten. Er respektiert unseren freien Willen, aber er antwortet auf jede unserer Bitten.

Jin Shin Jyutsu verspricht keine Heilung, es sagt:

Das Jin Shin Jyutsu garantiert
weder Gesundheit noch Heilung,
fördert aber tiefgreifende Heilungsprozesse.

Heilung kann nicht erzwungen werden. Sind wir geheilt oder heil, dann an Körper, Geist und Seele. Wir können noch so viele Therapien machen, wenn wir unsere Einstellung nicht ändern, wenn wir in uns drin nichts ändern. Das ist die Voraussetzung für Heilung. Dann kann sie geschehen.

Innere Veränderungen gehen häufig mit äußeren Veränderungen einher. Plötzlich wissen wir, was zu tun ist, was für uns jetzt notwendig ist. Auch das geschieht einfach. In uns. Wir können es nicht willentlich tun. Es muss von innen kommen. Es kommt von innen, wenn es zu uns gehört, wenn diese Veränderung jetzt für uns notwendig ist. Dann haben wir die Eingebung, das und nichts anderes zu tun. Es ist genau das, was unser Körper braucht, um heil zu sein, heil zu werden.
Manchmal ist diese Erkenntnis für uns gleich da. Manchmal braucht sie längere Zeit, um bis in unser Bewusstsein vorzudringen. Vielleicht schieben sich Ängste dazwischen. Sicherheitsdenken. Existenzängste. Sätze wie: Das kannst du doch nicht tun! Nicht jetzt! Was soll dann werden?

Sie behindern uns und unsere Heilung. Ängste behindern immer die Heilung. Wir sind nicht wir selbst. Wir handeln gegen uns, gegen unsere Bestimmung. Wir handeln anders, als es unsere Seele für uns vorsieht.

Uns ist der gesamte Plan nicht klar, vieles liegt im Dunkeln, ist nicht sichtbar und überschaubar für uns. Wir haben nicht gelernt, mit unserer Seele zu kommunizieren. Das lässt uns nicht authentisch sein, wenn wir nicht uneingeschränkt und vertrauensvoll unserer inneren Führung lauschen.

Heilung kommt von innen.

Geht es der Seele gut, ist der Körper gesund!

Heilung ist etwas sehr Bewusstes. Sie geschieht durch andere Mächte, und doch sind auch wir in diesen Prozess mit eingeschlossen. Wir dürfen ganz aktiv dabei sein. Nicht mit unserem Willen. Mit Zulassen, Geschehenlassen, Loslassen. Nichts passiert ohne uns. Aber wir dürfen auch Zuschauer sein. Der bewusste Umgang mit verschiedenem ist wichtig. Und das Loslassen.

Dein Wille geschehe.
Vertrauensvoll sein.
Geschehen lassen und doch aktiv mitwirken.
Loslassen und doch empfangen.

Das Geschenk der Heilung.

Gehört Mut zur Heilung?
Wage ich, heil zu sein?

Es gehört Mut zur Heilung. Es gehört Mut dazu, Veränderungen in unserem Leben zuzulassen, die für die Heilung notwendig sind. Es gehört Mut dazu, die Position der Erkrankung aufzugeben.

Krankheit kann auch Vorteile haben. Heilung bedeutet, sie aufzugeben. Wieder nackt und verletzlich zu sein. Leid kann wie ein Schutz sein. Es schützt vor etwas, zu dem wir keinen Mut hatten.

Es ist unabdingbar, verschiedenes aufzugeben. Vielleicht etwas, an das wir uns gewöhnt haben, das bequem ist. Wir können nicht alles lassen, wie bisher und Heilung erwarten. Das „wie bisher" hat dazu geführt, dass wir nicht heil waren. Es geht nicht ohne Veränderung. Und das braucht Mut.

Wo stehen wir? Erkennen wir uns bereits oder ist noch vieles im Verborgenen?

Heilung ist ein großes Thema. Das Erkennen des eigenen Ich gehört dazu, ist Vorraussetzung und ein wichtiger Schritt im Heilungsprozess.

Wo gibt es noch dunkle oder blinde Flecken? Wir dürfen alle Masken lösen. Es ist gar nicht von Bedeutung, dass wir auch wissen, um welche Masken es sich handelt. Wichtiger ist, sie loszulassen, unser wirkliches, wahres Gesicht zu zeigen. Einfach wir selbst sein.
Es erfordert Mut, uns anzuschauen, ganz ohne Masken. Wir kennen uns ja selbst beinahe nur mit ihnen. Um vor anderen bestehen zu können.

Es geht bei Heilung, beim Heil sein, um Ehrlichkeit sich selbst gegenüber. Das braucht keine Masken und keine Verstellung. Wie sind wir wirklich? Ehrliche Antworten dürfen wir zulassen und uns ansehen. Wir dürfen aushalten, was wir sehen. Vielleicht haben wir uns und anderen etwas vorgetäuscht, um sie glauben zu lassen, und auch uns, dass wir die sind, die sie sehen möchten. Die sie akzeptieren können. Die sie lieben können. Vielleicht nahmen wir an, dass das nicht möglich sei, wenn sie sehen, wie wir wirklich sind.

Irgendwann haben wir es selbst nicht mehr gewusst. Unser Leben hat sich nur nicht mehr gut angefühlt Nicht mehr richtig und stimmig. Wir spürten, dass wir uns und anderen nicht uns selbst zeigten. Wir wussten aber nicht mehr, wer wir wirklich waren und was wir möchten. Es ging nur darum, wie die anderen uns sahen, wie wir gesehen werden wollten. Das waren aber nicht wir.

Jetzt dürfen wir uns selbst näher kommen, uns anschauen, wer wir wirklich sind und was wir möchten. Erkennen wir uns unter all den Masken und all dem, was wir vorgetäuscht haben, zu sein?

Das geschah nicht bewusst. Uns war gar nicht klar, dass wir Masken aufgesetzt hatten, um etwas zu verbergen, um uns zu verbergen. Wir trauten uns nicht zu, dass wir etwas entdecken könnten, was uns gefällt, was wir mögen, was sich gut anfühlt. So sehr waren wir die ganze Zeit über beschäftigt, jemand anderes zu sein, von dem wir annahmen, dass er geliebt wird und angenommen.
Um heil zu sein, bedarf es das authentische Sein. Wir nehmen uns an, wie wir sind. Wir sehen uns alles an, lassen es zu. Es darf sein. Es ist gut, wie es ist. Wir sind, wie wir sind.
Eins sein mit uns.

Nur wenn wir uns lieben, können wir andere lieben und Liebe annehmen.
Nur wenn wir uns akzeptieren, können wir andere akzeptieren.
Nur wenn wir mit uns glücklich sind, können wir auch mit anderen glücklich sein.

Alles beginnt zuerst in uns. Zuerst dürfen wir uns nahe sein und uns erkennen. Erkennen, wer wir sind und was wir möchten. Das ist der Beginn eines authentischen Lebens. Eines Lebens mit uns selbst. Ohne Masken, ohne Verstellung, ohne Angst. Nur wir, wie wir sind.

Der Heilungsprozess beginnt, wenn wir ihn zulassen. Alles kann erst beginnen, wenn wir es zulassen. Innerlich und wirklich.

Ganz tief in uns beginnt sich dann etwas zu bewegen. Wir lassen zu, was ist, was in uns ist. Wir erkennen, wer wir sind und was wir möchten. Ganz authentisch und wirklich. Und wir lassen es zu. Es darf sein. Es gibt kein ignorieren und verdrängen mehr. Wir stehen zu uns und zu dem, was und wer wir sind. Dann ist alles möglich. Heilung geschieht. Heilung auf allen Ebenen. Heilung an Körper, Geist und Seele.

Wir lassen unsere Ganzheit zu. Wir erkennen sie. Wir erkennen, dass es das ist, was unsere Seele möchte, was sie braucht. Der Kreis schließt sich, wir sind wir selbst. Wir sind das, was für uns vorgesehen ist. Wir sind zu dem geworden, was wir schon immer waren, was nur im Verborgenen lag. Jetzt darf es sein.

Nur wir selbst standen uns im Weg, haben uns gehindert, unser Leben zu leben und unseren Weg zu gehen. Uns selbst haben wir etwas vorgetäuscht, wollten nicht sein, wer wir wirklich waren, haben es uns nicht zugetraut. Dieser Prozess braucht Mut. Mut, um alles zuzulassen, um uns selbst einzugestehen, dass wir verletzlich sind. Unsere Verletzlichkeit dürfen wir zulassen und uns ansehen. Wir dürfen sie aushalten. Dann kann Veränderung und Heilung geschehen, wenn wir bereit sind, alles, was in uns verborgen ist, anzuschauen und auszuhalten. Unsere Wünsche und Bedürfnisse, unsere Stärken und Schwächen. Alles, was wir meinten, verbergen zu müssen, vor uns und vor anderen. Es ist gut, wie es ist. Es hat uns dahin gebracht, wo wir jetzt stehen. Es hat uns lernen und wachsen lassen. Wir können dankbar alles annehmen.

Damit sind wir in der Lage, unser Leben zu verändern und neu zu beginnen. Veränderungen, die gut sind und uns authentisch sein lassen. Die uns sein lassen, wie wir sind.

Ich wage es jetzt, heil zu sein. Ich lasse Heilung zu. Bisher habe ich nicht geschehen lassen und ich hatte nicht den Mut zur Veränderung. Alles sollte weiter gehen wie bisher. Das ist kein guter Ansatz, keiner, der zur Heilung führt. Zumindest nicht zu dauerhafter und wirklicher Heilung.

Bei wirklicher Heilung geht es meiner Seele gut. Ich erkenne meine Bestimmung, meinen Lebensplan und verwirkliche ihn. Ich bin authentisch. Ich bin ich selbst. Ich tue nur das, was zu mir gehört, was ich auch tatsächlich bin. Dann kann Heilung geschehen. Sie wird mir geschenkt, einfach so. Alles passiert mühelos. Ich darf dieses großartige Geschenk dankbar annehmen und auf meinem Weg bleiben. Ich bleibe bewusst auf meinem Weg, kenne die Schritte und gehe sie. Ich weiß, was wichtig ist und was zu mir gehört. Auch das gehört zur Heilung, nicht nur der Körper.

Ich bin eins mit mir geworden. Die Einheit von Körper, Geist und Seele ist mir bewusst und ich lebe danach. Mein Leben fühlt sich
besser an. Ruhe und Gelassenheit sind in mir. Heilung geschieht..

* * *

Strömen:
ES 15
Kleiner Finger

12. Kraft

Energie, Fähigkeit, Körperkraft, Lebenskraft, Leistungsfähigkeit, Leistungskraft, Leistungsvermögen, Reserven, Stärke, Tatkraft, Vitalität, Potenzial, Power

Irgendwann ist unsere Lebenskraft verloren gegangen, der Mut, noch mal etwas herum zu reißen. Vielleicht neu zu beginnen oder etwas zu verändern.

Resignation.
Stillstand.

Eine Erkrankung bedeutet, dass wir etwas im Leben verändern sollen. Es kann nicht alles bleiben, wie es ist. Wie es war. Das heißt, wir treten auf der Stelle, drehen uns im Kreis.

Mutig sein. Mutig einen Schritt wagen, der uns heraus führt aus unserer Tretmühle. Wir sind nicht länger gefangen in Situationen, die nicht gut tun.

Was genau Kraft raubt, spielt zwar in dem Moment keine Rolle mehr, lohnt aber doch allgemein betrachtet zu werden. Es können Menschen sein, aber noch häufiger sind es die eigenen Gedanken. Sie gilt es zu disziplinieren, was mit einiger Übung und Bewusstheit dafür auch gut gelingt und vor allem eine große Resonanz bewirkt.

Entlarvt man Personen als Krafträuber, ist es nicht ganz so einfach. Meist handelt es sich dabei um die sogenannten Pessimisten, bei denen das Glas immer halb leer ist, die im allgemeinen und am Leben an sich nicht viel positives entdecken können. Im Gespräch mit ihnen überträgt sich diese Geisteshaltung sehr leicht und es kostet große Anstrengung, davon unberührt zu bleiben. Leider hilft manchmal nur Distanz zu diesen Menschen, um sich selbst zu schützen. Bei anderen bewirken Gespräche dennoch etwas.

Disziplinieren wir unsere Gedanken bewusst, verbannen wir z.B. alle negativen Wörter aus unserem Wortschatz, weigern wir uns ganz bewusst, sie nicht zu denken und im Gespräch zu verwenden. Wir suchen einfach nach ähnlichen, positiveren Entsprechungen. Nach relativ kurzer Zeit gelingt es ganz automatisch, da wir spüren, welche Worte gut tun und welche nicht.

Nicht ganz so leicht verhält es sich mit Dingen und Gedanken, mit denen wir uns häufig befassen und beschäftigen. Sind es negative, häufige Gedanken oder negative Gedanken, die einfach ungefragt erscheinen, können wir mit Affirmationen entgegenwirken. Damit erzielen wir sehr gute Erfolge, da wir die Affirmationen gezielt auswählen und anwenden können.

Was tun wir den ganzen Tag? Lieben wir die Tätigkeiten oder sind sie uns ehr unangenehm und wehren wir uns innerlich dagegen?

Die Fragen dürfen wir uns ruhig häufiger stellen und vor allem ehrlich beantworten. Manchmal hilft es, die Einstellung zu ändern, vor allem Dingen und Situationen gegenüber, die wir momentan nicht ändern können. Wenn es die Möglichkeit gibt, ist es gut, häufig etwas zu tun, was wir sehr gern machen, was wir lieben, woran das Herz hängt. Dies gibt unendlich viel Kraft und Energie, es motiviert und gibt einfach ein gutes und richtiges Gefühl.

Eine weitere und gute Möglichkeit ist auch, so zu tun „als ob". Wir handeln, als ob wir voller Kraft und Energie sind, als ob uns diese Tätigkeit Freude bereitet usw. Wer es ausprobiert, wird spüren, dass dies augenblicklich mehr Kraft und ein gutes Gefühl verleiht.
Werden wir zunehmend sensibler für uns und unseren Körper, spüren wir auch, wann Pausen notwendig sind, sie einlegt und sich so nicht mehr überfordert. Allmählich gelingt dies immer besser, wir spüren ehr, was für den Körper gut ist und was nicht und handeln dann auch ganz selbstverständlich danach. Das gibt ein gutes Gefühl und mehr Kraft und bringt uns mehr und mehr in Kontakt mit der inneren Weisheit, der Intuition.

Das stärkt uns:

- loslassen einer Situation
- positive Gedanken
- Freude und Liebe an Tätigkeiten
- liebevoller Umgang mit uns selbst und anderen
- Berufung
- „unseren Weg“ finden und ihn gehen
- Visionen
- Affirmationen
- innere Weisheit, Intuition
- handeln „als ob“
- Selbstvertrauen, Selbstliebe
- bewusstes Wählen von Worten und Gedanken

* * *

Meine Lebenskraft hole ich mir Stück für Stück wieder. Gerade bin ich dabei.

Manchmal ist es schmerzlich. Mitunter wird mir eine Menge Mut abverlangt. Es kann bedeuten, von Personen sich zu trennen, sie ihren eigenen Weg gehen lassen, sowie ich meinen gehe. Sie verlaufen nicht mehr miteinander oder parallel, sondern vielleicht sogar entgegengesetzt.

Ich brauche Mut und Vertrauen für diesen Schritt, der auch verletzen kann. Mich oder auch die andere Person. Aber ich muss den Schritt wagen und meinen Weg gehen. Und anderen den ihren zugestehen.

Es kann sich um Partner, Kinder, Eltern oder Freunde handeln. Es kann eine schmerzliche Erfahrung sein. Ich bin ihr nicht ohnmächtig ausgeliefert, ich mache sie bewusst. Sie ist ein Teil meiner Heilung.

* * *

Strömen:

ES 2

ES 7

ES 10 oder hohe 19

ES 15

alle Finger

13. Lachen

Lachanfall, Lachkrampf, Gelächter

lächeln

Im Buch von Franziska Krattinger wird empfohlen, das Wort 7 x zu wiederholen. Es geht mir gut, ich fühle mich gleich besser und alles geht viel leichter. Jede Handlung führe ich anders, besser, aus. Es tut mir gut, die Worte zu sagen, auch in Gedanken.

„Lachen ist die beste Medizin", wussten schon unsere Ahnen. Vielleicht tun wir es zu selten und zu wenig. Oder wir lachen, wenn uns zum Weinen zumute ist.

Im Jin Shin Jyutsu heißt es Bemühung. Wir zeigen etwas anderes, als wir wollen. Der kleine Finger oder das Energieschloss 15 können uns helfen. Unser Bemühen wird umgewandelt. Das, was uns nicht gut tut gerät in den Hintergrund und wir erkennen, was wir wirklich wollen. Das Lachen kommt aus dem Herzen, aus tiefster Seele.

„Lachen ist gesund." Ein weiterer Slogan. Lachen und Gesundheit werden in Zusammenhang gebracht. Sie gehören zusammen. Jemand, der viel und aus ganzem Herzen lacht, ist gesund. Er hat eine positive Einstellung.

Wieder stellt sich die Frage: Lachen wir nicht genug? Nicht aus ganzem Herzen? Irgendetwas scheint nicht zu stimmen. Das Leben ist komisch, aber wir sehen seine heitere Seite nicht oder nur teilweise. Jedem Drama wohnt eine Komik inne. Wir sehen jedoch hauptsächlich die ernste Seite. Bis jetzt. Wir können es ändern. Machen wir den Versuch mit einem Lächeln. Auch, wenn nur die Mundwinkel nach oben gezogen werden – es ist ein Anfang.

Jedes Drama verliert seinen Schrecken, wenn wir darüber herzhaft lachen. Oder wenigstens lächeln. Auch über uns. Auch über Situationen und Umstände, die wir nicht komisch finden. Lächeln wir trotzdem. Lächeln wir in Anbetracht der Umstände. Sie verdienen unser Lächeln, unser Lachen. Und uns geht es gut damit. Das ist Grund genug.

Es ist keine Schönfärberei, die wir betreiben. Uns geht es besser so, und alles ist nur eine Sache der Einstellung. Jede Situation kann mit einem Lachen oder einem Lächeln begleitet werden. Sie ändert sich vielleicht nicht. Nicht gleich. Aber in uns ändert sich etwas. Das ist das Entscheidende. Unsere Einstellung zu dem Umstand, egal wie er ist, ändert sich durch ein Lächeln in etwas positives. Ein positiver Gedanke entsteht, fast von allein. Affirmationen und Gebete können uns dabei unterstützen. Sie tun gut. Sie haben die Kraft, ein Lächeln auf unsere Lippen zu zaubern.

Von der Natur können wir lernen. Sie widersetzt sich auch scheinbar widrigen Umständen. Aus dem Asphalt erhebt sich eine Blume. Sie findet eine Lücke und genug Erde zum wachsen. Sie nutzt ihre Chance. Die Chance des Lebens. Sie wartet auch auf uns.

Bäume wachsen auf unwirtlichem Gestein. Etwas Erde erwecken sie zu neuem Leben. Einem Leben, das ungastlich scheint, doch es stärkt und lässt Entwicklung zu. Eine Entwicklung, die anders kaum möglich gewesen wäre.

Das Leben ist immer auf unserer Seite. Es möchte, dass wir wachsen, uns entwickeln und stark werden.

Die Vorstellung dieser Blume und des Baumes entlocken uns ein Lächeln. Ein Lächeln der Bewunderung.

Strömen:
ES 15
Kleiner Finger

14. Loslassen

auf freien Fuß setzen, auslassen, die Freiheit schenken, freigeben, herausgeben, losgeben, nicht mehr festhalten, springen lassen

Loslassen bedeutet, die Kontrolle aufgeben, frei lassen. Etwas darf sich ohne unser Zutun entwickeln. Auch Gedanken und Ideen dürfen wir loslassen. Wir schenken ihnen die Freiheit. Wir lassen sie gehen und übergeben sie einer Macht, die größer ist als wir. Wir wissen, dass sie das Richtige macht. Aber wir haben die Aufgabe, nicht daran fest zu halten, damit das geschehen kann.

Die Kontrolle aufgeben ist unser Teil. Geschehen lassen und vertrauen. Das fällt nicht leicht, denn immer haben wir gemeint, es müsste nach unseren Vorstellungen sich entwickeln. Doch das ist nicht so. Gerade bei einer Erkrankung haben wir nicht das Zepter in der Hand. Wir dürfen etwas tun, aber was dann geschieht, entzieht sich unserer Kenntnis. „Dein Wille geschehe," sagt die Bibel.

Daran dürfen wir uns halten. Zwar mit einer eigenen Meinung und eigenen Vorstellungen, doch wir lassen Gott wirken. Wir sind vertrauensvoll und geben an ihn ab. Wir sind befreit, von einer Last befreit.

Alles können wir nicht alleine tun. Wir geben das Projekt und uns in Gottes Hände und wissen, dass wir gut aufgehoben sind. Erst einmal fühlt sich das befremdlich an, da wir etwas abgeben. Aber wir wissen, dass wir das ohne Gottes Hilfe trotz aller Bemühungen nicht schaffen. Dein Wille geschehe. Wir fügen uns und lassen los.

Unseren Lebensplan kennen wir nicht, daher können wir auch den Ausgang nicht festlegen. Aber Gott möchte das Beste für uns. Darauf können wir vertrauen, auch wenn es im ersten Moment nicht so aussieht. Vielleicht wehren wir uns, aber irgendwann erkennen wir das große Ganze hinter allem. Und sind in der Lage, leichten Herzens los zu lassen. Wir halten nicht an etwas fest, dass sich unseren Vorstellungen entzieht. Es gibt kein „Ich will aber ...“ mehr. Wir sind in Frieden mit uns und gelassen, können ruhig auf das schauen, was geschieht. Und es geschehen lassen.

Strömen:

ES 1

ES 5

ES 7

ES 11

ES 26

36 Atemzüge

alle Finger

15. Regeneration

Auffrischung, Belebung, Erholung, Erneuerung, Verjüngung, Wiederherstellung

Es geht um das Seelenleben, um unsere Seele. Sie soll regeneriert werden, nicht nur der Körper.

Wir sind Körper, Geist und Seele. Geist und Seele werden vernachlässigt. Doch sie gehören dazu, alle drei bilden eine Einheit. Im allgemeinen sieht der Mensch nur seinen Körper, ob ihm etwas fehlt. Und die Seele? Was fehlt ihr? Sie kann ohne den Körper existieren, aber der Körper nicht ohne sie. Sie gehören zusammen.

„Geht es der Seele gut, ist der Körper gesund.“

Offensichtlich geht es unserer Seele nicht gut. Vernachlässigen wir sie? Bestimmt nicht absichtlich, wir wissen es nicht besser. Wir können mit der Seele nichts anfangen. Und wenn doch, erkennen wir nicht, was sie braucht. Oder wollen es nicht.

Der Körper stand immer im Vordergrund. Doch müssen wir unsere Seele in Harmonie und im Gleichgewicht halten, damit es unserem Körper gut geht. Die Seele braucht zuerst eine Regeneration, um sie sollten wir uns kümmern. Um das, was es ihr gut gehen lässt. Dann sind wir authentisch.

***

Mein Körper braucht Zeit zum Regenerieren. Psychisch und physisch. Manchmal gebe ich sie ihm, ein anderes Mal nicht. Da ist Ungeduld. Ich meine, es sollte anders sein. Das ist es aber nicht. Nicht jetzt, nicht in diesem Moment. Alles hat einen Sinn und einen Grund.

Mein Körper braucht diese Pause. Auch wenn sie länger dauert, als mir lieb ist. Der Grund hat sich mir noch nicht völlig erschlossen.

Mein Körper ist erschöpft. Mitgefühl macht sich breit. Mitgefühl für diesen geschundenen und erschöpften Körper. Er braucht diese Pause, und ich darf sie ihm geben. Geduldig, mitfühlend. Noch kenne ich nicht den ganzen Sinn dahinter. Vielleicht ist er auch nicht so wichtig. Ich darf vertrauen. Vertrauen, dass alles gut und richtig ist, wie es ist.

* * *

Strömen:
ES 25
Mittelfinger – Ölkännchen des Lebens, Gallen- und Leberströme
Blasenfunktionsstrom (R li 12 + L li 25) – Muskeltonus
Nierenfunktionsstrom (R li kl. Zeh + L Schambein)

16. Ruhe

Frieden, Geräuschlosigkeit, Lautlosigkeit, Stille,
Bewegungslosigkeit, Erstarrung, Lähmung, Reglosigkeit, Stillstand
Atempause, Ausspannung, Einkehr, Entspannung, Erholung, Erholungspause
Abgeklärtheit, Beherrschtheit, Besonnenheit, Gelassenheit, Seelenfrieden, Seelenruhe, Unerschütterlichkeit, Zurückhaltung

In der Ruhe finden wir Kraft. Kraft für uns und das, was wir tun. Wir entspannen. Das ist sehr wichtig, denn unser Körper braucht die Erholung, die Pause. Mitten im Alltag. Der Alltag ist womöglich nicht so, wie wir ihn uns wünschen und vorstellen. Er zehrt an unseren Kräften. Solange, bis das Leben eingreift, wenn wir es nicht tun. Wir würden uns aber keine Ruhepause gönnen, nicht ohne Gewissensbisse.

In die Stille gehen. Wir haben es nicht gelernt. Manchmal macht es uns sogar Angst. Dann ist uns die Stille unheimlich. Doch wir können in ihr auftanken, unsere Kräfte zurückholen. Das, was uns verloren gegangen ist.

Es tut unserer Seele gut. Wir finden Gelassenheit. Wir können gelassen etwas sehen, wo wir uns sonst dagegen wehren. Gegen Situationen und Umstände, die in unser Leben traten, plötzlich und unerwartet. Mit Ruhe betrachten wir alles anders, mit Abstand, wir können einen Schritt zurück treten. Wir sehen alles aus einem anderen Blickwinkel und betrachten die Gegebenheiten gelassen. Sie stellen sich anders dar, wir sehen das, was dahinter liegt. Das können auch neue Chancen sein, die wir sonst nicht wahr genommen hätten.

Mit einer neuen Sicht, mit Ruhe und Gelassenheit, rücken die Dinge, die uns belastet haben, in ein verändertes Licht. Sie werden leichter. Wir können das Leben leichter nehmen, mit allem, was es beinhaltet.

Strömen:

ES 1

ES 7

ES 25

Mudra: rechter Daumen auf der Innenseite von Ringfinger und kleinem Finger, die restlichen Finger sind auf der Rückseite des Ringfingers und kleinem Fingers; und umgekehrt

Daumen, Mittelfinger

17. Schreiben

Es gehört nicht zum Jin Shin Jyutsu, aber es ist sehr entspannend und befreiend. Schreiben ist eine Art der Meditation. Es eröffnet uns neue Wege, die wir sonst nicht gesehen und nicht beschritten hätten. Es zeigt uns andere Möglichkeiten, wenn wir uns dabei führen lassen und das notieren, was uns in den Sinn kommt.

Es macht frei. Es befreit uns und zeigt Wege auf, die hinaus aus Krisen führen. Aus eigenen Kreationen, die nicht mehr gewollt sind.

Ruhe und Gelassenheit stellen sich ein. Nur durch den einfachen Akt des Schreibens. Durch das Reflektieren verschiedener Situationen, mit denen wir nicht zu Recht kamen. Die in uns schlummerten und doch Einfluss auf uns hatten. Negativen. Es war uns nicht bewusst, bis wir darüber geschrieben haben.

Schreiben klärt und ordnet das Leben. Wir lassen uns führen, kommen mit uns in Verbindung und mit einer höheren Macht. Es entstehen nicht unbedingt Schriften, die zum Veröffentlichen taugen. Aber für uns hat es Bedeutung. Vieles können wir klarer und deutlicher sehen. Alles bekommt eine andere Dimension, verliert ihr vorheriges tristes Bild.

Automatisches Schreiben. Es ist eine einfache und natürliche Art, die es in vielen Variationen gibt. Wir lassen uns und unsere Gedanken führen, sehen wo sie uns hin bringen. Mitunter ist es überraschend. Nicht immer war uns bewusst, welche Gedanken da sind. Aber sie können uns vieles verdeutlichen.

Wir lassen die Ideen einfach da sein und fließen. Und wer weiß, vielleicht zeigen sie uns Wege und Möglichkeiten auf, die wir noch nicht in Erwägung gezogen haben.

18. Selbstheilungskräfte

Besserung, Heilung, Spontanheilung, Spontanremission

Das Jin Shin Jyutsu verbindet uns immer wieder mit dem eigenen, gesunden und individuellen Bauplan, der bereits vor unserer Geburt existierte.

Es gibt einen Bauplan für uns, einen der Gesundheit für uns vorsieht. Das ist doch sehr tröstlich. Mit Jin Shin Jyutsu sind wir in der Lage, ihn zu erkennen und zu erreichen. Da sind Kräfte in uns, die uns in einer neuen Situation sehen. Womöglich gestehen wir sie uns nicht zu, können es uns nicht vorstellen. Doch diese Macht ist da und sie arbeitet unermüdlich in uns. Wir dürfen sie zu lassen.

Das ist fremd für uns. Und es klingt beinah unrealistisch. Doch das ist es nicht, es ist sehr real.

Selbstheilungskräfte wirken in uns. Sie sind für uns, genau wie das Leben. Sie sind bestrebt, dass wir einen gesunden Körper besitzen. Nur wir arbeiten mitunter dagegen, treiben mit ihm Raubbau. Dann können sich die Kräfte in uns abstrampeln und wir heilen dennoch nicht. Wir boykottieren ihre Anstrengungen, teils weil uns nicht bewusst ist, was da in uns vor sich geht. Aber wir können das ändern.

Sehen wir unseren Körper doch gelassen an und lassen ihn tun, was er für richtig hält. Er weiß es besser als wir. Ihm wohnt eine enorme Intelligenz inne, die auch die Energien dahin lenkt, wo sie gebraucht werden. Nicht wohin wir meinen, dass sie gehören. Wenn wir unseren Körper seine Arbeit tun lassen, dankt er es uns. Auf seine Weise. Die Selbstheilungskräfte können ungestört aktiv werden, in Körper, Geist und Seele.

Strömen:

ES 15

ES 24

19. Selbstliebe und Liebe

Gefühl, Herzenswärme, Hingabe, Innigkeit, Zuneigung, besonderes Interesse, Leidenschaft

Liebe. Die Liebe zu uns selbst fehlt in unserem Leben. Uns so annehmen, wie wir sind. Wir sind wichtig und liebenswert. Doch wir betrachten uns selten so. Da ist ein Makel an uns, wir funktionieren nicht, wie wir es sollten. Doch wer sagt das? Wir selbst!

Wir haben keine gute Meinung und kein gutes Bild von uns. Das sollten wir ändern. Egal, wie wir sind, was an uns funktioniert und was nicht so gut, wir sind liebenswert. Das sollten wir uns immer vor Augen halten. Das, was ist, gehört zu uns, das sind wir. In diesem Moment. Und das dürfen wir akzeptieren.

Liebe ist das Wichtigste im Leben und der Schlüssel für alles! Mit ihr kann auch, was unmöglich erscheint, möglich werden.

Lieben wir in erster Linie uns selbst. Das ist keineswegs egoistisch. Nur wenn wir uns selbst lieben, können wir andere lieben. Nach dem Gesetz der Anziehung ziehen wir genau das an, was wir auch ausstrahlen. Und ist das Liebe, egal in welcher Form, ziehen wir Liebe an. An sich ziemlich einfach, nur haben wir in den meisten Fällen nicht gelernt uns zu lieben. Es gab immer eine Reihe von „sollte", „müsste", „könnte", und oft sogar noch „nimm dich nicht so wichtig", die genau das verhinderten.

Lieben wir uns, akzeptieren wir uns so, wie wir sind, nehmen wir alles an. Wir fühlen uns dann wohl mit uns, ganz egal, wie die Situation gerade ist. Wenn wir uns wohl fühlen, geht es uns gut und nur wenn es uns gut geht, können wir wirklich für andere da sein, sei es in der Familie, im Beruf, bei Freunden.

Lieben wir das Leben, mit allem, was es beinhaltet, mit allem, was es uns bietet. Es hält Lektionen für uns bereit, an denen wir wachsen können. Sie sind nicht immer einfach und leicht, aber lieben wir dennoch das Leben.

Gibt es gerade etwas, das wir nicht mögen, nicht wollen, gibt es doch auch da Dinge oder Aspekte, die wir lieben können und seien sie noch so gering. Richten wir unsere Liebe und Aufmerksamkeit auf diese winzigen Aspekte, werden wir bemerken, dass sie wachsen, größer werden und dass wir mehr positives in unser Leben holen. Wir fühlen uns besser und dann noch ein wenig mehr, bis wir nicht mehr wissen, weshalb es uns schlecht ging. Ein neuer Kreislauf beginnt, aber ein positiver!

Lieben wir, was wir tun. Denken wir dabei an den Job, hat es etwas mit Berufung zu tun, was den meisten vermutlich fremd ist. Wir verbringen aber viel Zeit mit unserem Beruf, also ist es gut, wenn wir ihn lieben und positive Gedanken an ihn verwenden. Das gelingt nicht jedem, nicht jeder hat seinen Traumjob. Aber vielleicht können wir dann die Einstellung verändern, wenn auch nur ganz wenig. Sicher gibt es auch da etwas, das wir mögen. Richten wir unseren Fokus darauf. Selbst bei ganz banalen Dingen, wie putzen, Geschirr spülen, ... erreichen wir mit einer veränderten Einstellung sehr viel. Und wenn wir uns nur ein ganz klein wenig besser fühlen. Mit der Zeit wird es mehr.

* * *

Ich wage es, mich zu betrachten. Nur betrachten, nicht kritisieren, nichts beschönigen. Nur betrachten, was ist. Betrachten und annehmen. Das ist der Teil, der nicht leicht fällt.

Es fällt nicht leicht, mich selbst anzunehmen, zu akzeptieren, was ich sehe. Aber darum geht es, wenn ich authentisch sein möchte. Das lieben, was ist. Betrachten, was ist. Es erfordert Mut, das zu tun. Aber es hilft mir auf meinem Weg. Es hilft mir, ihn zu gehen, uneingeschränkt, ohne wenn und aber.

Lieben, was ich sehe.

Meine Sichtweise verändern hilft mir dabei. Keine rosarote Brille aufsetzen. Jeder Aspekt, den ich nicht mag, birgt etwas schönes in sich. Wo Licht ist, ist auch Schatten, und umgekehrt. Ich kann lernen, auch das Positive zu sehen, wo scheinbar nichts positives ist. Es ist nur meine Betrachtungsweise. Und die kann ich ändern. Nicht beschönigen. Nur anders betrachten, den Blickwinkel ändern.
Alles ist schön, was man mit Liebe betrachtet.

Ich kann auch mich auf diese Weise betrachten. Mit Liebe. Dann sehe ich das Schöne an und in mir, was mir durch kritisieren verborgen bleibt. Kritik ändert mich nicht. Sie sorgt nur dafür, dass ich mich unwohl fühle, dass ich mich nicht annehme und liebe. Sie lässt mich sehen, was mir ohnehin nicht gefällt.

Betrachte ich mich im Schein der Liebe, habe ich die Möglichkeit, etwas zu ändern, Lektionen zu lernen. Annehmen bedeutet nicht, alles so zu belassen. Aber es stärkt mich und mein Selbstvertrauen. Ich erlange Vertrauen in meine Fähigkeiten. Aus diesem Vertrauen heraus kann ich mich weiter entwickeln, ich bewege mich und verharre nicht in Starre und Stillstand. Ich vertraue dem, was ich tue. Ich bin in der Lage, meiner inneren Führung zuzuhören und kann danach handeln.

Ich nehme das an, was ist und vertraue. Ich beginne, das zu lieben, was ist. Ich kann mich weiter entwickeln und wachse. Ich wachse durch meine Schwächen, in dem ich sie annehme und zu Stärken verändere. Schwächen in Stärken umwandeln. Mit Liebe ist es möglich.

* * *

Strömen

ES 13

Mittelfinger

20. Stimmt die Diagnose?

Fragen und Zweifel schleichen sich ein. Sie dürfen sein, womöglich haben sie ihre Berechtigung.

Wir öffnen die Schublade, in die wir vor der Diagnose gesteckt wurden. Die Ärzte brauchten nur Ja oder Nein zu sagen. Zu einfach? Mit Sicherheit nicht. Doch die Kliniken brauchten ein Urteil. Und sie bekamen es.

Wir entwickelten uns so, wie es von uns erwartet wurde. Wir konnten nicht anders. Unser Körper tat, wie ihm geheißen wurde.

Die Macht der Gedanken. Sie agieren im Unterbewusstsein. Uns ist nicht klar, was da mit uns geschieht, was da vor sich geht. Wir leben unser Leben und merken nicht, was wir da manifestiert haben. Wir glauben einfach, ohne zu fragen, die Prognose der Ärzte. Sie müssen es doch wissen. Uns sprechen wir dieses Wissen von vorn herein ab. Da gibt es noch nicht einmal eine Überlegung. Auch das geschieht unbewusst.

Erst viel später stellen wir Fragen, doch da ist niemand, der sie beantworten könnte. Wir bleiben allein damit und glauben dann das, was uns prophezeit wurde.

Irgendwann stellen wir keine Fragen mehr, sondern tun wie uns geheißen wurde. Dann fragen wir uns vielleicht doch, viel später, stellen das Urteil von damals infrage. In der Zwischenzeit haben wir uns nach unserem Glauben entwickelt, nach dem, was uns gesagt wurde. Doch wir können unbequem werden und Nein sagen. Nein zur Diagnose. Das wird nicht von uns erwartet, aber wir sollten es tun. Schon viel ehr. Dann können wir uns auch nach dem entwickeln, was wir glauben. Doch die Prognose ist positiv.

21. Stress

Anspannung, Anstrengung, Beanspruchung, Belastung, Mühe, Strapaze, Ärger, Schwierigkeiten

Stressen: an den Nerven zerren

Es ist deutlich und sagt das aus, was wir bei Stress fühlen, empfinden. Er tut uns nicht gut. Deshalb sollten wir diese Situationen vermeiden. Doch das ist nicht so einfach. Mitunter nehmen wir den Stress anderer Personen auf und denken, es sei unserer.

Die Belastung ist in unser Leben getreten. Wir haben Mühe, unseren Alltag zu schaffen. Es ist nicht der Alltag, der uns vorgeschwebt hat. Irgendwann. Wir sind einfach in etwas hinein geraten und es bedeutet für uns Stress. Wir waren nicht mehr in der Lage, etwas daran zu ändern. An diesem Punkt hat das Leben eingegriffen und gehandelt.

Inzwischen ist uns das, was ist, zur Last geworden. Dass uns das Leben geholfen hat, sehen wir nicht. Aber allein hätten wir es nicht geschafft, wir hätten unser Leben nicht geschafft. Uns wurde ein Gefallen getan. Für viele ist das nicht so und wir lassen uns weiterhin stressen. Nicht bewusst. Von keiner Seite aus.

Alles bereitet uns Mühe, jede Kleinigkeit. Wir stehen unter permanenter Anspannung. Das Leben soll uns gelingen, aber das kann es unter diesen Umständen nicht. Was wir brauchen ist erst einmal Ruhe und Entspannung. Mit der Einstellung, dass der Alltag funktionieren soll, geht es nicht. Diese Vorstellung ist jedoch hartnäckig und wir tun alles dafür. Das ist ein Fehler, denn es bedeutet weiteren Stress. Wir sind in einer unguten Tretmühle gefangen.

Der Stress zerrt an unseren Nerven. Daher ist es nicht verwunderlich, dass die Schutzhülle der Nerven Defekte aufweist. Viel zu lange schon lassen wir diesen unguten Kreislauf zu. Er schadet uns.

Das alles geschieht meistens auf einer unbewussten Ebene. Wir kennen die Ursachen unseres Unwohlseins in den seltensten Fällen. Wir wissen und spüren, dass etwas nicht so ist, wie es sein sollte. Und schieben es auf äußere Faktoren. Wir suchen im Außen.

Aber wir sollten nach innen schauen, doch das sind wir nicht gewohnt. Außen können wir leichter die Schuld auf andere schieben und die Verantwortung ablehnen. Doch nehmen wir sie auf uns, suchen innen nach möglichen Ursachen, dann können wir mit uns selbst in Verbindung treten. Das ist ein erster Schritt, der aus der Krise führt und der uns authentisch werden lässt. Vermutlich nicht gleich, da wir zuviel Angst vor dem Unbekannten in uns haben. Es geht aber nach und nach. Das Strömen kann uns dabei helfen.

Strömen:

ES 2

ES 3

ES 9

ES 10

ES 15

ES 21

ES 23

Mittelfinger, Ringfinger, kleiner Finger

22. Trauer

Elend, Jammer, Kreuz, Kummer, Leid, Leidensweg, Qual, Schmerz, Seelenschmerz, Unglück
Betrübnis, Gram, Kümmernis, Pein, Trübsal

Wir sind traurig, wir trauern um das, was wir verloren haben. Scheinbar. Doch wir bekommen auch sehr viel geschenkt. Die Erkrankung kann ein Geschenk sein.

Wir sehen das selten so, aber sie gibt uns etwas anderes. Etwas, an das wir nie gedacht haben. Chancen sind plötzlich da, die wir ergreifen dürfen. Wir haben die Wahl. Die Erkrankung als Geschenk sehen und betrachten, mit all ihren neuen Möglichkeiten, oder sich dagegen wehren. Es nützt nicht viel, aber mitunter können wir nicht anders, als uns wehren. Gegen etwas kämpfen, gegen das wir nicht gewinnen können. Es ist eine Macht da, die größer ist als wir. Sie hat sich etwas dabei gedacht, als wir die Erkrankung bekamen. Möglich, dass wir anders nicht aufgewacht wären.

Wir können unsere Einstellung ändern. Das ist schon sehr viel, damit können wir gewinnen. Einen ungleichen Kampf, der verloren schien. Wir brauchen uns nicht zur Wehr zu setzen. Vielleicht stellt sich heraus, dass uns nichts besseres passieren konnte. Das ist nicht so weit hergeholt, wie es den Anschein hat. Gott möchte nur das Beste für uns, und darauf können wir vertrauen.

Aber wir wehren uns dennoch. Wir hadern, sträuben uns mit Händen und Füßen das anzunehmen, was ist. Was in unser Leben getreten ist. Sogar auf unseren Wunsch. Wir denken oft, dass es nichts mit uns zu tun hat und wollen keine Verantwortung übernehmen. Doch es hat mit uns zu tun. Und wir können die Verantwortung übernehmen. Dann gibt es kein Wehren mehr und wir sind gelassen. Innerer Frieden stellt sich ein. Wir nehmen an, was da ist

* * *

Tränen waschen vieles weg. Sie reinigen.

Reinigung gehört auch zum Regenerieren. Was brauche ich nicht mehr, was kann weg? Die Tränen lösen auf, was ich nicht brauche. Es scheint eine Menge zu sein.

Was ist mit der Erkrankung? Es ist nicht so, dass sie sich einfach auflöst, je mehr Tränen ich vergieße. Aber sie sind wichtig. Wenn ich sie zurück halte, aus Scham, aus Angst oder anderen Gründen, äußern sie sich anders. Das ist nicht angenehmer.

Tränen sind ein Gefühl. Sie machen meine Trauer deutlich. Trauer um das, was ich verloren habe. Meine Beweglichkeit z.B., mein Laufen. Ich vermisse es. Die Tränen drücken es aus, zeigen es mir. Zeigen mir, dass ich etwas verloren habe.

Da ist nicht nur Trauer um etwas. Da ist auch Wut und Frust. Es ist in mir. Auch das kann sich in Form von Tränen äußern. Verzweiflung.

Aber ich habe auch Tränen, die durch Lachen entstehen. Sie sind anders.

Tränen befreien. Sie befreien mich von dem, was ich nicht möchte. Es geht mir anders dadurch.

* * *

Strömen:

ES 1

ES 2

ES 9

ES 11

Daumen, Ringfinger

23. Vertrauen

Glaube, Optimismus, Zutrauen, Zuversicht

Wir schenken Vertrauen in das, was wir nicht sehen. Gottvertrauen. Wir glauben, dass er das richtige für uns macht. Die Einzelheiten kennen wir nicht, aber wir vertrauen. Wir sind zuversichtlich. Vielleicht nicht gleich, aber an etwas Großes glauben wir schon. An etwas, das nicht greifbar ist, aber doch da. Es gibt eine vage Ahnung, möglich, dass wir auch schon Erfahrungen mit dieser Präsenz gemacht haben. Noch ist es den meisten fremd und das Vertrauen fällt nicht leicht.

Wir machen uns Sorgen. Diese Einstellung verhindert das Vertrauen. Mit dem Halten des Daumens können wir die Sorge in Vertrauen und eine innere Gewissheit verwandeln. Negative Gefühle fallen von uns ab, wir wissen, dass wir getragen sind. Getragen von einer Macht, die wir nicht sehen. Aber unser Glaube daran gibt uns Sicherheit und Optimismus. Wir brauchen uns nicht zu sorgen, für uns ist gesorgt.

Es ist wie eine Last, die von uns abfällt. Wir können leicht durch das Leben gehen, auch wenn die Umstände uns etwas anderes sagen wollen. Nehmen wir doch unsere Aufmerksamkeit von ihnen und richten unseren Fokus auf das, was uns gefällt, was in uns ein gutes Gefühl auslöst. Wir können so alles gelassen sehen.

Wir trauen uns. Wir trauen uns zu, dass wir das Leben meistern, mit all seinen Höhen und Tiefen. Haben wir Vertrauen, dann trauen wir uns auch. Wir haben den Optimismus und den Mut dazu, etwas zu wagen. Wir wissen, dass uns nichts geschehen kann, wenn Gott bei uns ist.

Mut zum Leben. Wir sagen uneingeschränkt Ja dazu. Gott führt uns. In die Krise hinein, da wir Lektionen lernen sollen, die wir ansonsten nicht gelernt hätten. Wir können daran wachsen. Und Gott hilft uns, einen Weg aus der Krise heraus zu finden. Er hilft uns bei jedem Schritt. Manchmal ist es besser kleine Schritte zu gehen als einen großen. Vieles wird dadurch deutlich, was sonst im Dunkeln geblieben wäre. Wir vertrauen, dass wir dabei geführt werden.

Strömen:
ES 2
ES 4
ES 12
ES 21
Zentralstrom
Daumen, Zeigefinger

24. Warum?

Diese Frage habe ich mir in all den Jahren nie gestellt. Jetzt taucht sie häufig auf. Es gibt keine Antwort darauf, zumindest nicht mit dem Verstand. Ich darf mein Herz fragen. Ich darf lauschen. Dann bekomme ich eine Antwort. Wenn ich sie hören möchte. Vielleicht mag ich sie nicht. Vielleicht kenne ich sie schon und sie gefällt mir nicht. Auf der unbewussten Ebene.

Es gibt für alles einen Sinn und einen Grund. Manchmal erkenne ich ihn nicht. Aber er ist da. Mitunter frage ich mich, welchen Sinn die Erkrankung hat. Auch sie hat einen Sinn in meinem Leben. Welche Lektionen darf ich lernen? Meistens steckt dahinter ein Lernprozess. Oft nicht so angenehm, aber er ist wichtig. Meine Seele möchte etwas lernen, sie hat es sich vor der jetzigen Inkarnation ausgesucht.

Auch wenn es mir nicht gefällt, ich habe etwas zu lernen. Da kann ich verzweifelt sein, schreien und toben. Den Lernprozess darf ich mitmachen. Ich gehe gestärkt daraus hervor. Im Moment sieht es nicht danach aus, aber die Krise, in der ich mich befinde lässt mich wachsen.

Ich hadere. Ich komme mit der Situation nicht klar. Und stelle Fragen. Fragen nach dem Sinn und Grund, nach der Lektion, die sich dahinter verbirgt. Fragen, auf die ich noch keine Antwort gefunden habe.

Die Stimme ist leise, ich muss ganz genau hinhören. Erst nach und nach erkenne ich die Antworten, höre mein Herz. Es spricht von Botschaften, von dem, das ich umsetzen darf.

Botschaften:

1. **Lerne dich selbst zu lieben!** So, wie du jetzt gerade bist. Hadern ändert die Situation nicht.
2. **Sei gut zu dir!** Tue das, was dir wirklich wichtig ist und was dir etwas bedeutet.
3. **Ändere das, was du tust!** Nicht weglassen, nur anders machen.

Warum bewegen sich andere normal? Warum laufen sie ganz leicht? Ich möchte das niemandem absprechen, nur etwas vom großen Kuchen abbekommen.

Es geht mir anders. Scheinbar bewege ich mich rückwärts. Dabei sah alles so gut aus. So hoffnungsvoll. Dann ging es rückwärts. Ich wünsche es mir wieder zurück. In die richtige Richtung.

Was ist die richtige Richtung? Ich habe darüber bestimmte Vorstellungen und die sollen sich erfüllen. Aber es bedeutet auch, dass ich nicht annehme, nicht akzeptiere. Meine Vorstellungen sind vielleicht nicht so, dass es das Beste für mich ist. Und Gott möchte nur das Beste für mich.

25. Warum nicht?

Das tun, was ich wirklich möchte. Ohne Erwartungen. Nur das tun, was zu mir gehört, was ich bin. Authentisch sein. Das geht doch nicht! heißt es da. Doch. Andernfalls schaden wir nur uns selbst. Oder haben es bereits. Wir haben die Stopp-Schilder übersehen, ganz bewusst oder unbewusst.

Die Worte bergen Hoffnung in sich. Es ist hoffnungsvoll, sich diese Frage zu stellen. Wir tun etwas, ohne den Grund zu kennen. Es steckt Magie in den Worten. Etwas tun, ohne zu wissen, warum. Weil wir es uns wert sind. Weil wir wertvoll sind. Damit sind wir authentisch. Wir sind wir selbst und das macht uns aus. Wir leben. Wir leben, weil wir authentisch sind.

Annehmen und damit zu Recht kommen. Das ist das Ziel. Gott vertrauen, bei dem, was er mit uns vorhat und was da geschieht. Egal, wie es aussieht. Trotzdem etwas tun, oder gerade. Damit sich wohl fühlen und weiter machen. So hadern wir nicht, wir kommen in unserem Leben klar.

Es können sich Erfolge einstellen. Dabei geht es nicht darum symptomfrei zu sein. Aber das ist unser Ziel, um das wir nicht mehr verbissen kämpfen. Wir nehmen an, was ist, und in unserem Leben dreht sich nicht mehr alles um die Erkrankung. Das tut uns nicht gut, denn wir stecken viel Energie und Aufmerksamkeit in das, was nicht da sein soll. Wir ändern unsere Einstellung, unseren Blickwinkel. Das, was wir tun, machen wir anders und liebevoll.

Warum nicht. Warum nicht etwas tun, was weder logisch noch vernünftig ist. Vielleicht sind wir gerade damit authentisch. Vielleicht kommt gerade das aus unserem Herzen.

Wir lassen uns nicht mehr sagen, was gut für uns ist und was nicht, wir probieren es aus und treffen dann eine Entscheidung. Sie kann anders aussehen, als das, was jeder von uns erwarten würde. Doch das macht nichts, wir sind damit wir selbst und es geht uns gut.

Ausblick

Letzten Endes geht es darum, authentisch zu sein, heraus zu finden, was wir wirklich möchten, was uns gut tut. Nicht länger fremdbestimmt zu sein, sondern wir selbst zu sein. Auch wenn es für unsere Umgebung nicht logisch ist, wir hören immer mehr auf unser Herz, auf unser höheres Selbst, auf unsere innere Führung. Das ist, was uns heilt.

Die Intelligenz unseres Körpers lenkt die Energie dahin, wo sie am nötigsten gebraucht wird. Es entzieht sich unserer Kenntnis, wo das ist. Aber das ist auch nicht wichtig zu wissen.

Wir haben andere Vorstellungen, wo die Energie hin fließen soll. Sie wird jedoch von etwas größerem gelenkt. Dadurch meinen wir mitunter, dass nichts geschieht. Aber es geschieht eine Menge in uns. Manchmal spüren wir das erst später. Dann erkennen wir, warum es nicht anders sein konnte.

Unser Körper arbeitet ständig auf Hochtouren, um uns zu heilen. Doch wir boykottieren ihn. Wir sind nicht wir selbst. Aber das ist wichtig. Wichtig, um zu heilen, egal auf welcher Ebene und egal wie das aussieht. In uns ändert sich etwas, wir sind in innerem Frieden mit uns. Das ist sehr viel und lässt uns manches anders betrachten. Unser Blickwinkel hat sich geändert.

Wir haben meistens den Blick auf vergangenes oder zukünftiges gerichtet. Mit der Vergangenheit sind wir uneins, und zukünftiges soll sich nach unseren Vorstellungen entwickeln. Wir haben Einfluss darauf, wir manifestieren. Doch meistens das, was wir im Nachhinein nicht mögen. Vertrauen wir der Gegenwart und halten uns so oft wie möglich darin auf. Unser Leben geschieht jetzt. Verpassen wir es also nicht.

Teil III Jin Shin Jyutsu im Detail

1. Die 26 Sicherheitsenergieschlösser und ihre Lage

ES 1 Der Urbeweger, der Allgemeinmediziner

Lage: Knie-Innenseite

Hilft:

- dem Ausatmen - Atem ist der letztendliche Heiler
- dem tieferen und leichten Atmen
- zur Ruhe zu kommen
- entspannen
- um Licht und Heiterkeit zu erlangen
- dem Immunsystem
- den Nerven
- bei Stress im Bauchraum
- alles ins Gleichgewicht zu bringen
- Veränderung, Bewegung und Weitergehen zuzulassen
- der Haut

Strömen:

- Daumen
- Innenseiten des Knies (ES 1) über Kreuz halten
- linke Hand auf das rechte Knie (ES1) und die rechte Hand auf den rechten Beckenrand (ES 2) legen; und umgekehrt

ES 2 Die Weisheit der Kreatur, der Chiropraktiker

Lage: Beckenkamm

Hilft:

- einzuatmen
- Kräfte auf zu tanken
- bei Erschöpfung
- zu vertrauen
- bei Verzweiflung
- bei Schwindel
- dem Rücken
- um Verdauung ins Gleichgewicht zu bringen
- allem, was mit dem Skelett zu tun hat

Strömen:

- Ringfinger
- linkes und rechtes ES 2 halten
- rechte Hand auf die linke Schulter (ES 3) und die linke Hand auf den linken Beckenrand (ES 2) legen; und umgekehrt

ES 3 Die Pendeltür, das persönliche Antibiotikum

Lage: oberer Rand der Schulterblätter

Hilft:

- Arme mit Energie zu versorgen
- allen „Handicaps“
- allen Immunschwächen

- das Immunsystem zu stärken
- bei Autoimmun- und Autoaggressions-Erkrankungen
- der Durchlässigkeit der ES 3, sie ist die Voraussetzung für den Heilungsprozess
- bei chronischen Erkrankungen
- der Atmung (Atemspezialist)
- den Rhythmus wieder zu finden
- Beinen und Füßen

Strömen:

- Mittelfinger
- rechte und linke Schulter (ES 3) über Kreuz halten (oder nur eine Schulter)
- rechte Hand auf die linke Schulter (ES 3) und die linke Hand in die linke Leiste (ES 15); und umgekehrt

ES 4 Das Fenster zum Kosmos, die webende Prinzessin

Lage: Schädelbasis

Hilft:

- tiefer Atmung
- den Augen
- bei Schwindel, Ohnmacht, Koma
- dem Kreislauf
- Grenzen anzuerkennen und zu pflegen
- Urvertrauen (wieder) zu erlangen
- bei allen Ängsten
- der Muskulatur

- bei Schlaflosigkeit

Strömen:

- Ringfinger
- beide ES 4 gleichzeitig
- rechte Hand an die linke Schädelbasis und linke Hand an den rechten Wangenknochen (ES 21) halten; und umgekehrt

ES 5 Der Mensch

Lage: zwischen Innenknöchel und Fußsohle

Hilft:

- bei allen Fußprojekten
- bei allen Ängsten
- den Muskeln
- dem Immunsystem
- der Blutregeneration
- persönlicher Psychologe
- bei Störungen der Ohren
- bei Störungen der Verdauung

Strömen:

- Zeigefinger
- beide ES 5 halten
- rechte Hand auf linke Schulter (ES 3) und linke Hand in die linke Leistenbeuge (ES 15); und umgekehrt
- beide Hände in die Leistenbeuge (ES 15)

ES 6 Die Balance, das Unterscheidungsvermögen

Lage: Fußmitte innen, Fußgewölbe

Hilft:

- der Wirbelsäule
  dem Rücken (Stärkung)
- dem Muskeltonus
- Schwindel und Drehschwindel
- dem inneren und äußeren Gleichgewicht
- bei Störungen der Verdauung
- den Ohren
- dem Rücken
- ist der Chiropraktiker

Strömen:

- Mittelfinger
- beide ES 6 halten
- rechte und linke Hand in die Leistenbeuge (ES 15)
- rechte Hand auf die linke Schulter (ES 3) und die linke Hand in die linke Leistenbeuge (ES 15)

ES 7 Die perfekte Schöpfung, die große Reinigung

Lage: unter dem großen Zeh

Hilft:

- einen klaren und freien Kopf zu bekommen
- bei allen Kopfbeschwerden

- bei allen Schleimhautprojekte (Reinigung)
- bei trockener Nase
- bei Heuschnupfen
- loszulassen
- bei Störungen der Verdauung
- der Herzfunktion

Strömen:

- Ringfinger
- beide ES 7 halten
- rechte und linke Hand in die Leistenbeuge (ES 15)
- linke Hand auf den linken Beckenrand (ES 2) und die rechte Hand in die rechte Leistenbeuge (ES 15); und umgekehrt

ES 8 Der Rhythmus

Lage: äußeres Knie zur Wade

Hilft:

- den Lebensrhythmus zu finden
- der Kraft des Wandels
- bei Atemaussetzern
- dem Muskeltonus
- bei Steifheit
- bei Krämpfen
- bei Verstopfung oder Durchfall
- den Tag- und Nachtrhythmus zu finden
- den Wärmehaushalt zu regulieren
- dem oberen Rücken

- den Muskeln

Strömen:

- Zeigefinger
- beide ES 8 halten
- rechte und linke Gesäßhälfte (ES 25) halten
- linken und rechten Beckenrand (ES 2) halten

ES 9 Ende und Anfang

Lage: unter dem Schulterblatt

Hilft:

- dem Rücken
- Umwandlung, Neubeginn, Metamorphose
- bei Trauer
- bei Verlustängsten
- Geduld zu haben
- dem Dickdarm
- allen Verdauungsprozessen
- allen Lungenprojekten
- bei allen Fußbeschwerden
- bei allen Beinprojekten
- bei allen chronischen Erkrankungen

Strömen:

- Daumen
- beide ES 9 halten
- rechten und linken Ellenbogen (ES 19)

ES 10 Das Warenhaus der Fülle, der unbegrenzte Raum

Lage: auf dem Schulterblatt

Hilft:

- bei Stress
- bei allen Lungenprojekten
- dem Atmung
- den Armprojekten
- den Lebens-Raum zu entwickeln
- bei Mangel
- den Stimmbändern
- dem Kehlkopf
- dem Immunsystem (Stärkung)
- bei Störungen des Darms
- bei Störungen der Ohren
- der Vitalität, Lebenskraft und Freude
- allen Sinnen

Strömen:

- Zeigefinger
- beide ES 10 halten
- rechten und linken Oberarm (ES hohe 19)
- rechte Hand auf die Innenseite des linken Oberschenkels und die linke Hand auf den rechten Oberarm legen (ES hohe 19); und umgekehrt

ES 11 Das überflüssige Gepäck, die Nabe, um die sich alles dreht

Lage: am Nackenansatz

Hilft:

- Gleichgewicht, da es im Zentrum aller ES liegt
- alle Ängste zu nehmen
- bei Traurigkeit
- körperliche und seelische Altlasten los zu lassen
- bei Schulter-Arm- Syndrom
- der Regeneration
- seelische Verletzungen los zu lassen
- bei Narben und Narbenstörfeldern
- das Immunsystems anzuregen
- alles los zu lassen
- bei Beinbeschwerden

Strömen:

- Zeigefinger
- beide ES 11 halten
- Schulter halten (ES 11) und mit der anderen Hand einen Ring aus Daumen und Ringfinger bilden
- rechte Hand an die linke Schulter (ES 3) und die linke Hand an die linke Gesäßhälfte (ES 25); und umgekehrt

ES 12 Gesetz des Lebens, Lebenswille- Lebenswelle

Lage: neben dem 4. Halswirbel

Hilft:

- „Dein Wille geschehe." Das bedeutet, sich mit seinem innersten Lebenswillen zu verbinden

- den Lebenswillen zu finden
- der Intuition
- bei Angst (im Nacken)
- bei Aggression – Depression
- emotionales Gleichgewicht herzustellen
- die Mitte zu öffnen
- Vertrauen ins Leben zu finden

Strömen:

- Mittelfinger
- rechte und linke Hand im Nacken (ES 12)
- rechte Hand auf die linke Nackenseite (ES 12) und die linke Hand auf das Steißbein

ES 13 Der Himmel; Liebe, Liebe, Liebe

Lage: eine Handbreit unter dem Schlüsselbein

Hilft:

- „Liebe deine Feinde." – auch unsere eigenen Schwächen
- der Thymusdrüse
- dem Immunsystem, auch bei Autoimmun-Erkrankungen
- dem Hormonsystem
- Entwicklungsprojekten
- dem Selbstbewusstsein
- der Selbstliebe
- bei Regeneration und Entspannung
- sich auf Neues einzustellen
- bei Ängsten

- bei Stimmungsschwankungen
- dem Blut
- das Lachen wieder zu finden

Strömen:

- Mittelfinger, Zeigefinger und kleiner Finger
- beide ES 13 halten, auch über Kreuz
- Oberarme, auch einzeln (ES hohe 19)

ES 14 Der Mensch zwischen Himmel und Erde

Lage: entlang der unteren, vorderen Rippenbögen

Hilft:

- bei Alltagssüchten
- dem Workaholic
- dem inneren äußeren Gleichgewicht
- bei Drehschwindel
- den Verdauungsorganen
- der Gewichtsregulierung
- dem Atem
- Sorgen, Ärger und Grübeln zu harmonisieren
- den Augen und dem Sehen (was IST)
- dem Blut

Strömen:

- Ringfinger
- rechte und linke ES 14 über Kreuz halten
- rechten und linken Ellenbogen (ES 19)

- linke Hand auf den rechten Oberschenkel und die rechte Hand auf den linken Ellenbogen (ES 19) legen; und umgekehrt

ES 15 Die Erde; Freude, Lachen, Glücklichsein

Lage: Leistengegend

Hilft:

- der ganzen Region (Stärkung)
- dem Unterbauch
- den Gedärmen
- der Mensis
- bei Blähungen
- die Selbstheilungskräfte zu aktivieren
- bei Herzensangelegenheiten
- bei allen Stoffwechselprozessen
- allen Immunschwächen
- bei allen Bein- und Fußprojekten
- bei allen Rückenprojekten
- der Lebenskraft
- Spiritualität zu entwickeln
- den erschöpften Energiebatterien
- bei Ängsten und Unsicherheiten
- bei Stress
- Beine und Füße zu harmonisieren
- bei kalten Füßen
- dem Herzen

Strömen:

- kleiner Finger
- rechte und linke Leiste (ES 15)
- linke Hand in die linke Leiste (ES 15) und die rechte Hand auf die linke Schulter (ES 3); und umgekehrt

ES 16 Die Sprengkraft

Lage: unter dem äußeren Fußknöchel

Hilft:

- Freiräume zu schaffen
- Gewohnheiten zu verändern
- starke Nerven zu erhalten
- der Koordination
- der Feinmotorik
- dem Sehen und Sprechen
- Ängste zu lösen
- bei Lähmungen
- um in Bewegung zu bringen
- bei starkem Sicherheitsdenken, wenn man sich nicht traut zu bewegen
- der Muskulatur
- dem Muskeltonus
- bei Steifheit
- wenn man umknickt
- allen Sinnen
- den Augen

Strömen:

- Daumen

- beide ES 16 halten
- linke Hand auf die rechte Schulter (ES 11) und die rechte Hand unter die rechte Gesäßhälfte (ES 25); und umgekehrt

ES 17 Vitalisiert die Fortpflanzung; Entspannung von Nerven und Verstand

Lage: am äußeren Handgelenk

Hilft:

- den Nerven (Beruhigung)
- die Intuition zu stärken
- bei allen kreativen Schaffensprozessen
- bei Nervosität
- bei Unruhe
- um zu beruhigen
- der Harmonisierung des Nervensystems
- den Fußgelenken

Strömen:

- Ringfinger, kleiner Finger
- rechtes und linkes Handgelenk (ES 17) halten

ES 18 Klares Körperbewusstsein

Lage: Daumenballen

Hilft:

- dem klaren Körperbewusstsein
- das Gedankenkarussell zu beenden

- bei Schlafstörungen
- bei allen Kopfbeschwerden
- der Atmung
- bei Rückensteifheit

Strömen:

- kleiner Finger
- beide Daumenballen (ES 18) halten
- linke Hand auf die rechte Schulter (ES 3) und rechte Hand unter die rechte Gesäßhälfte legen (ES 25); und umgekehrt

ES 19 Die eigene Kompetenz

Lage: Ellebeuge, Ellenbogen

Hilft:

- beachtet zu werden
- seine Fähigkeiten zur Verfügung zu haben
- seinen Raum zu haben
- alle Brustkorb-Projekte
- bei emotional-mentalem Stress
- allen Fußverletzungen
- Kraft zu finden, um weiter zu machen
- das Gleichgewicht in manchen Situationen zu bewahren
- das Selbstbewusstsein zu stärken
- Ängste zu harmonisieren
- der Neubelebung der gesamten Energie
- Verdauung, Rücken, Lungen und Brust zu harmonisieren

Strömen:

- Daumen
- rechte und linke Armbeuge (ES 19)
- rechte Hand an den linken Oberschenkel und linke Hand an den rechten Oberarm (ES hohe 19) legen

ES 20 Die klare Sicht

Lage: Stirn

Hilft:

- bei allen Augen-Projekten
- dem Gedächtnis
- dem Auflösen von Illusionen
- bei Konflikt-Lösungen
- dem Gleichgewichtssinn
- bei Ohren-Projekten
- die Intuition zu stärken
- neue Kraft zu schöpfen
- bei Stress
- dem Gleichgewicht (inneres)
- dem Gleichgewichtssinn
- bei Kopfschmerzen
- bei Anämie
- bei Schwindel

Strömen:

- kleiner Finger
- rechtes und linkes Schlüsselbein (ES 22) halten

- rechte Hand an den linken Oberschenkel und linke Hand an den linken Oberarm (ES hohe 19) halten; und umgekehrt
- beide ES 20 gleichzeitig halten

ES 21 Die geistige Gefangenschaft

Lage: Wangenknochen

Hilft:

- bei Gleichgewichts-Projekten
- bei Energieaufbau
- bei Gewichtsregulierung
- bei allen Kopfbeschwerden
- bei allen unverdauten Erlebnissen
- bei allen Unverträglichkeiten
- bei Abneigungen und extremen Vorlieben
- beim ändern von Glaubenssätzen
- Sorgen und Grübeln zu harmonisieren
- das Denken zu stärken
- bei Stress
- bei Schwindel
- bei Neuralgien
- als „Jungbrunnen“

Strömen:

- Daumen
- rechten und linken Wangenknochen (ES 21) halten
- rechten und linken Oberschenkel halten, über Kreuz beide oder einzeln

- rechte Hand an den linken Oberschenkel und linke Hand an den linken Oberarm (ES hohe 19) halten; und umgekehrt

ES 22 Der Busbahnhof; Ausgleich aller Elemente; der Kommunikationsspezialist

Lage: unter dem Schlüsselbein

Hilft:

- bei Schilddrüsen-Projekten
- dem Calcium-, Magnesium-, Phosphathaushalt
- bei allen Kopfbeschwerden
- Anpassungsfähigkeit
- Wetterfühligkeit
- bei allen Umweltbelastungen
- bei allen Blutdruckprojekten
- Einschlafhilfe
- authentisch zu sein
- bei mentalem und emotionalem Stress
- das ganze Wesen zu harmonisieren
- wenn etwas nicht zu ändern ist
- bei emotionalen Belastungen
- bei Ängsten und Panik
- um Lebensfreude zu erlangen
- der Verdauung

Strömen:

- Daumen, Zeigefinger,
- rechte und linke Hand an das Schlüsselbein über Kreuz legen

- rechte Hand an den linken Oberschenkel und linke Hand an den linken Oberarm (ES hohe 19) halten; und umgekehrt

ES 23 Der Ballsaal des Lebens, Wächter des Schicksals

Lage: unter dem letzten Rippenbogen am Rücken

Hilft:

- bei Rückenbeschwerden
- bei allen Süchten
- bei allen Abhängigkeiten
- bei extremen Gefühlsausbrüchen
- bei allen Blutschädigungen
- bei Entgiftung und Entschlackung
- nach Operationen
- bei Impfungen
- bei Medikamenteneinnahme
- bei Borreliose
- Ängste auf zu lösen
- das Immunsystem zu stärken
- bei Unsicherheiten
- bei Mangelgedanken
- Geduld zu haben
- bei Stress
- dem Kreislaufsystem
- der körperlichen Beweglichkeit
- der Muskelentspannung
- der Blutreinigung
- bei allen Nierenprojekten

Strömen:

- kleiner Finger
- rechte und linke Hand an die Nieren legen (ES 23)
- rechte Hand auf die linke Schulter (ES 3) und die linke Hand in die linke Leiste (ES 15); und umgekehrt

ES 24 Der Friedensstifter

Lage: Mitte des äußeren Fußes

Hilft:

- bei extremen Gefühlen
- bei Immunerkrankungen (Körperchaos)
- bei allen chronischen Erkrankungen
- bei allen Fußprojekten
- Verständnis zu haben
- der Gallenblasenfunktion

Strömen:

- kleiner Finger
- beide ES 24 halten
- rechte und linke Achselhöhle über Kreuz halten (ES 26)
- rechte Hand an die linke Achselhöhle (ES 26)und linke Hand auf die linke Leiste legen (ES 15); und umgekehrt

ES 25 Jogging des faulen Mannes

Lage: an den Sitzbeinhöckern

Hilft:

- zur Ruhe zu kommen
- bei Ermüdung
- bei Erschöpfung
- beim Regenerieren allgemein
- den Muskeltonus zu regulieren
- bei Ausgleich der Bewegung
- bei Regulierung des Gewichtes
- bei allen Muskelprojekten
- bei der Belebung des Stoffwechsels
- Ängste zu harmonisieren
- das Gedächtnis zu stärken
- dem spirituellen Erneuern
- dem Kreislauf
- der Durchblutung
- der Blasenfunktionsenergie
- dem entgiften und entwässern des Körpers

Strömen:

- Mittelfinger
- rechte und linke Hand unter die Gesäßhälften legen (ES 25)
- rechte Hand auf die linke Schulter legen (ES 3) und die linke Hand unter die linke Gesäßhälfte (ES 25); und umgekehrt

ES 26 Die Vollkommenheit

Lage: Achselhöhlen

Hilft:

- bei allen Harmonisierungsbedürfnissen
- um vitale Lebenskraft und Ausgeglichenheit zu bekommen
- zu erkennen, dass alles möglich ist
- bei allen Ansammlungen
- anzunehmen
- loszulassen
- um spirituelle Harmonie und Energie zu bekommen
- tiefe Geborgenheit und Sicherheit zu erlangen
- zu erkennen, dass es keine Begrenzungen gibt
- um spirituelle Energie und Harmonie zu erlangen

Strömen:

- Handinnenflächen
- nacheinander alle Finger
- rechte Hand an die linke Achselhöhle (ES 26) und die linke Hand in die linke Leiste (ES 15) legen; und umgekehrt
- beide ES 26 gleichzeitig

2. Finger und Handinnenfläche

Daumen Sorge in Vertrauen und innere Gewissheit verwandeln

ES 1, 9, 16, 19, 21

Zeigefinger Angst in Liebe verwandeln

ES 5, 8, 10,11, 22

Mittelfinger Ärger und Wut in Verständnis und inneren Frieden verwandeln

ES 3, 6, 12, 13, 25

Ringfinger Trauer in Akzeptanz und innere Freude verwandeln

ES 2, 4, 7, 14, 17

Kleiner Finger Bemühung in Leichtigkeit, Mühelosigkeit und Geduld verwandeln

ES 15, 18, 20, 23, 24

Handinnenfläche Verzweiflung in Urvertrauen verwandeln

ES 26

3. Die Dreieinigkeitsströme

Zentralstrom

1. **Schritt:** Steuerungszentrale
   Rechte Hand oben auf die Kopfmitte und die Finger oder Handinnenfläche der linken Hand auf die Mitte die Stirn legen.
   Hilft:
   - der geistigen Vitalität
   - dem klaren Denken
   - steigert das Erinnerungsvermögen
   - der Harmonisierung von Thalamus, Zirbel- und Hirnanhangdrüse

2. **Schritt:** vitale Lebenskraft

Rechte Hand bleibt bis zum vorletzten Schritt auf dem Kopf liegen. Die Finger der linken Hand wandern auf die Nasenspitze.

Hilft:

- den Fortpflanzungsorganen
- der Energie der Körperfläche
- dem Knochengerüst

3. **Schritt:** Wetterfühligkeit

Die Finger der linken Hand liegen in der Halskuhle.

Hilft:

- der Schilddrüse
- dem Regulieren des Kalzium-, Magnesium- und Phosphathaushalts
- der Knochenstruktur

4. **Schritt:** Stärkung des Immunsystems

Die linke Hand liegt auf die Mitte des Brustbeins.

Hilft:

- dem Immunsystem
- bei innerem und äußerem Wachstum
- der Immunität
- bei Unzulänglichkeitsgefühlen
- der bedingungslosen Liebe
- der Atmung
- der Lunge

5. **Schritt:** HB-Männchen

Die linke Hand liegt oberhalb des Solarplexus.

Hilft:

- der Milzenergie

- der Lebensenergie
- der Verdauung
- dem Herz-Kreislauf-System
- den Bauchorganen
- der Intuition
- authentisch zu sein

6. **Schritt:** starke Nerven

   Die linke Hand legen liegt oberhalb des Nabels.

   Hilft:

   - bei Infektionen
   - bei Taubheiten
   - bei Nervenschädigungen
   - bei Stress
   - bei Verzweiflung

7. **Schritt:** Lachen und Freude

   Die linke Hand liegt auf dem Schambein.

   Hilft:

   - der Wirbelsäule
   - dem Rücken
   - das Blut zu regenerieren
   - das Gehirn zu energetisieren

8. **Schritt:** gut zu Fuß

   Die rechte Hand liegt unter dem Steiß- und die linke Hand bleibt auf dem Schambein.

   Hilft:

   - den Beinen

- dem wärmen der Füße
- der Fortpflanzungsenergie
- bei Krampfadern
- bei Hornhaut

Als einfache Variante den Mittelfinger oder die Handinnenfläche strömen.

Betreuerströme

Harmonisierung der linken Körperseite (Vergangenheit):
Rechte Hand auf die linke Schulter (ES 11) und linke Hand auf die linke ES 25 legen.
Rechte Körperseite (Gegenwart) umgekehrt.

Absteigende Energie: ES 11 und ES 25
Aufsteigende Energie: ES 11 und ES 15

Alle ES der entsprechenden Seite werden erreicht.

Vermittlerströme

Linke Körperseite:
Rechte Hand auf die linke Schulter (ES 3) legen, die linke Hand bildet einen Ring aus Daumen und Ringfingernagel und gleichzeitig berühren sich die Knie (ES 1).

Rechte Körperseite:
Umgekehrt.

Hilft:

- chronischen Projekten
- bei Allergien
- bei Rheuma
- bei Minderwertigkeitsgefühlen

4. Organströme

Magen: linke 21 mit rechter Hand und linke 22 mit linken Hand und umgekehrt
Schlüssel: SES 23
Daumen

Milz: rechte 5 mit rechten Hand, Steißbein mit linker Hand, anschließend linke 14 mit rechter Hand und rechte 13 mit linken Hand und umgekehrt
Schlüssel: SES 14
Daumen

Blase: linke 12 mit rechten Hand und linke 25 mit linken Hand und umgekehrt
Schlüssel: SES 23
Zeigefinger oder kleiner Zeh

Niere: linken kleinen Zeh mit rechten Hand und Schambein mit der linken Hand oder 1 und Schambein
Schlüssel: SES 23
Zeigefinger

Gallenblase: linke 12 mit linken Hand und rechte 20 mit rechten Hand und umgekehrt
12, Steißbein
Schlüssel: SES 12
Mittelfinger

Leber: linke 4 mit linken Hand und rechte 22 mit rechten Hand und umgekehrt
Schlüssel: SES 11
Mittelfinger

Lunge: linke Hand auf linke 14, rechte Hand auf linke 22 und umgekehrt
Schlüssel: SES 3 (Tor zur Lunge)
Ringfinger

Dickdarm: linke 11 mit rechter Hand, gleichzeitig Zeigefinger mit der linken Hand und umgekehrt
Schlüssel: Zeigefinger
Ringfinger

Herz: linke 11 mit linker Hand und linke 17 mit rechten Hand und umgekehrt
Schlüssel: SES 10
Kleiner Finger

Dünndarm: linke 11 mit linken Hand und rechte 13 mit rechten Hand und umgekehrt
Schlüssel: SES 17
Kleiner Finger

Zwerchfell: linke 14 mit rechten Hand und rechte 19 mit linken Hand und umgekehrt

Schlüssel: SES 15

Handinnenfläche

Nabel: linke 20 mit rechten Hand und rechte 19 mit linken Hand und umgekehrt

Schlüssel: SES 13

Handinnenfläche

Literatur

Mary Burmeister „Jin Shin Jyutsu ist“

Ingrid Schlieske „Japanisches Heilströmen“

Waltraud Riegger-Krause „Jin Shin Jyutsu“

Elfriede Weber „Jin Shin Jyutsu“

Barbara Zaruba, Sonja Wierk „Dem Leben wiedergegeben“